Fisch essen macht krank

Fakten und wissenschaftliche Studien

Fisch = Schadstoffendlager

Das Leiden der Fische

Jordi Campos, Arzt, Naturheilverfahren

Unser Ziel
ZIEL dieses Buches ist, das Leid von Millionen Fischen und Meeresbewohnern zu verringern und ihnen eine Stimme zu geben.

Dieses Buch ist eine Sammlung von Artikeln und Studien, die die vermutlich gesundheitlichen Vorteile des Fischkonsums in Frage stellt.

Hinweise zur Rechtslage
Alle Informationen, Artikel, Ratschläge und Hinweise in diesem Buch sind vom Autor und Verfasser sorgfältig geprüft und erprobt worden. Eine Garantie kann dennoch nicht übernommen werden. Eine Haftung des Autors für Personen-, Sach- und Vermögensschäden ist daher ausgeschlossen.

AUTOR UND VERFASSER
Jordi Campos, Arzt, Naturheilverfahren, Ganzheitsmedizin

VERLAG »Bücher für Herzensdenker«

FOTOS: www.fotolia.de, Theres Ferraro, Peta

1. Auflage Broschüre Januar 2010
2. Auflage Broschüre Januar 2012
3. Auflage Buch Juni 2014 erweitert und überarbeitet

ISBN 978-3-00-046350-1

BESTELLADRESSE

VERLAG **Bücher für Herzensdenker**
Jordi Campos, Arzt, Naturheilverfahren, Ganzheitsmedizin
Eichholzstrasse 11 - D-97839 Esselbach - OT Kredenbach
DEUTSCHLAND
☎ 0049 (0) 9394 / 995 227 FAX: - 228
info@jc-vita-sana.com www.jc-vita-sana.de

INHALTSVERZEICHNIS

Über den Mythos, dass Fisch gesund sei

Wir bekommen ständig eine **Gehirnwäsche** in vielen Bereichen des Lebens, insbesondere zum Thema Ernährung. Man hört viel über die gesundheitlichen Vorteile von „**Fisch**" durch die Medien, Fernsehen, Internet, Zeitschriften, Werbung, Ärzte und Ernährungsberater. Dabei wird verschwiegen, dass der Fisch ein „**Schadstoffendlager**" ist, weil sich im Fettgewebe unselige Umweltgifte ansammeln.
Die weitverbreiteten Falschaussagen bringen einer einflussreichen **Lobby** einen satten Gewinn, der Fischerei-Industrie und Nahrungsergänzungsmittelherstellern.
Die Meere sind ausgebeutet, leergefischt! Der Kollaps der globalen Fischbestände und seine ökologischen und sozioökonomischen Effekte in ärmeren Ländern werden immer dramatischer. Eigentlich ist der Slogan „Fisch essen ist gesund" eine Modeerscheinung, die mit viel Leid von Natur, Tieren und Menschen verbunden ist.

80% der Zivilisationskrankheiten sind ernährungsbedingt!

Millionen Menschen essen sich satt mit Fisch und schlucken täglich Omega-3-Fettsäure-Kapseln und trotzdem sind die Herzkreislauferkrankungen immer noch die Todesursache Nr. 1 in den Industrieländern. Nie gab es so viele Herzinfarkte wie in der heutigen Zeit, trotz des Fischkonsums, und die Tendenz ist steigend.

Warum sollte man denn dann überhaupt Fisch essen?
Man gaukelt den Menschen vor, sie könnten durch Fisch oder Omega-Kapseln gesund werden, in diesem Fall dem Herzinfarkt vorbeugen – ohne dass sie in ihrem Leben etwas ändern müssten. Man sucht etwas, das es nicht gibt:
Eine Pille gegen ungesunde Ernährungs- und Lebensweise!

Ärzte gegen Fischkonsum

„Im Canadian Medical Association Journal (CMAJ) wurde am 17.03.09 eine ausgezeichnete Analyse medizinischer und ökologischer Folgen des Fischverzehrs publiziert.

Dabei arbeiteten Ärzte der Universität von Toronto, Ernährungswissenschaftler sowie Fischereiexperten der Universitäten von British Columbia und Saskatchewan zusammen.

Von dieser interdisziplinären Arbeitsgruppe wurde die Sinnhaftigkeit üblicher Fischverzehr-Empfehlungen kritisch beleuchtet. In entwickelten Ländern wird den Menschen empfohlen, ihren Fischkonsum wenigstens um das Zwei- bis Dreifache zu steigern, mit dem Ziel, adäquate Mengen von EPA und DHA aufzunehmen.

Das Hauptproblem bei diesem Ratschlag ist, dass selbst beim gegenwärtigen Fischkonsum die Fischereiwirtschaft weltweit in eine schwere Krise gestürzt ist.
Sie kann die Nachfrage vieler Länder nach Fisch, z.B. von China, nicht mehr befriedigen.
Die zurückgehenden Fangmengen führen dazu, dass lokale Fischmärkte immer weniger beliefert werden, mit fatalen Konsequenzen für die Lebensmittelversorgung ärmerer Nationen, Inseln und Küstenbewohnern.

»Der **Kollaps** der globalen Fischbestände und seine sozioökonomischen Effekte sind deshalb mit der gegenwärtigen Empfehlung, mehr Fischöl zu konsumieren, unvereinbar.«

Die **Evidenz** einer gesundheitsförderlichen Wirkung eines erhöhten Fischkonsums ist weit weniger klar, als die Befürworter vorgeben. Die bisher stärkste Evidenz zeigt einen 15-prozentigen Nutzen in der Prävention kardiovaskulärer Erkrankungen.
Es ist seit vielen Jahren zu beobachten, dass Studienergebnisse, die einen gesundheitlichen Nutzen der Omega-3-Fettsäuren bescheinigen, übertrieben positiv dargestellt werden.
Die zahlreichen **negativen Studienergebnisse** werden meistens ignoriert und finden auch in die öffentliche Diskussion keinen Einlass. Den Studien mit negativen Ergebnissen, z.B. der DART-2-Studie, werden meist methodische Schwächen vorgeworfen, weshalb ihre Aussagen qualitativ minderwertig seien.

Beispielsweise sind einige dieser Studien nicht als Doppelblindstudie durchgeführt worden und bei bestimmten Metaanalysen wurden große Studien überhaupt nicht mit einbezogen.

Es gibt bis heute **keinen Beweis** dafür, dass Fischöl bei psychischen Störungen, Autoimmunerkrankungen, Demenz, Krebserkrankungen, Asthma, Diabetes, Multipler Sklerose, Macula Degeneration und Colitis ulcerosa von Vorteil wäre.
Im Gegensatz zu dieser Unsicherheit über den Stellenwert der Omega-3-Fettsäuren aus Fischöl gibt es kaum Zweifel über die Schwere der Fischereikrise und über den zu erwartenden Kollaps der Fischbestände.

Zunehmend werden **Aquakulturen** und **Fischfarmen** als Lösung dieses Problems propagiert. Das Paradoxe der Situation ist, dass die erhöhte Aquakulturproduktion einen erhöhten Druck auf die Wildfischbestände ausübt. Man benötigt 2,5 bis 5 kg Futterfisch, um 1 kg gezüchteten Raubfisch zu produzieren.

FAZIT:
Endlich wird auch einmal von ärztlicher Seite die Sinnhaftigkeit des Fischkonsums kritisch hinterfragt.
Vegetarier und Veganer essen überhaupt keinen Fisch und haben häufig ein geringeres Risiko für Herz-Kreislauf-Erkrankungen als Mischköstler. Schon daraus könnte man ablesen, dass Fisch oder Fischöl nicht lebenswichtig sind!

Angesichts der dramatischen Situation in den Weltmeeren ist es völlig unverantwortlich, weiterhin den Fischkonsum steigern zu wollen."

QUELLE: David 3.A. Jenkins MD DSc et al., Are dietary recommendations for the use of fish oils sustainable? CMAJ, March 17, 2009 - http://www.ncbi.nlm.nih.gov/pmc/articles/PMC2653584/

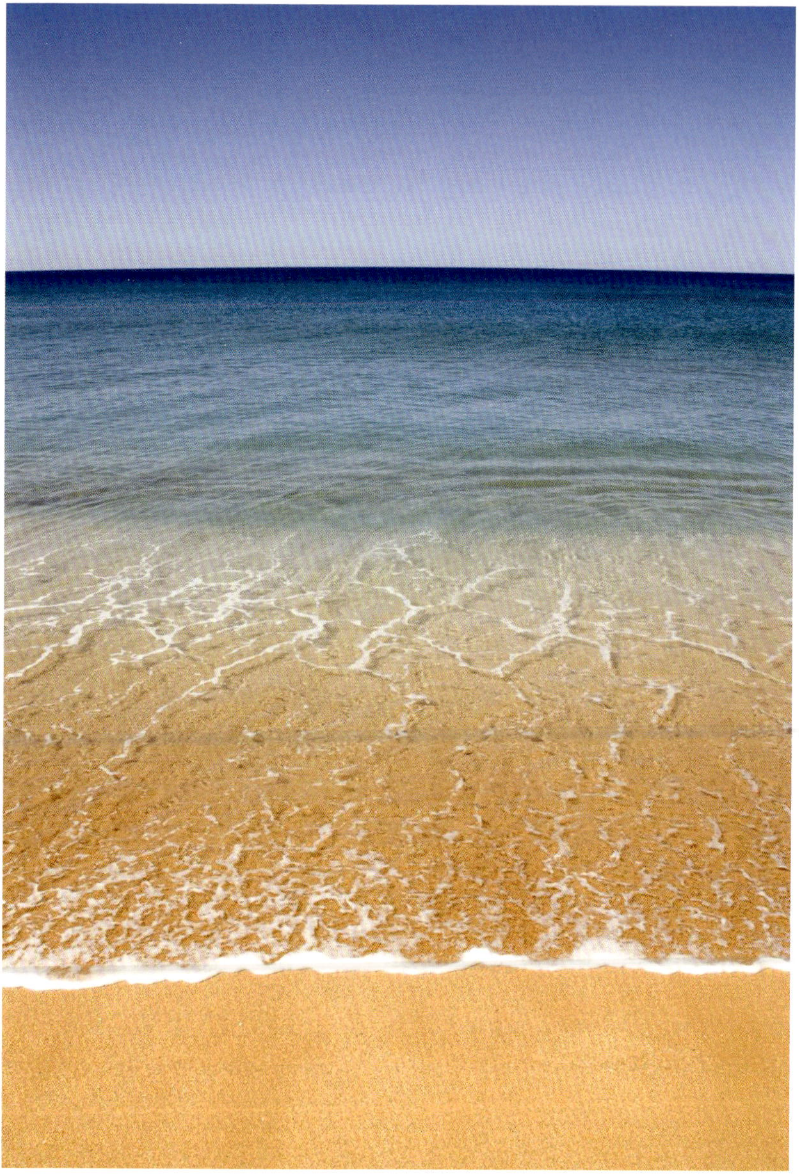

ZIEL dieses Buches ist, das Leid von Millionen Fischen und Meeresbewohnern zu verringern und ihnen eine Stimme zu geben.

Omega-3-Fettsäuren - Die Manipulation der Medien

„Nachdem jahrzehntelang Ernährungswissenschaftler und Regierungsstellen die Verbraucher bedrängten, Fisch zu essen oder Omega-3-Fettsäure-Kapseln zu schlucken, sind nun **ernsthafte Zweifel** am wissenschaftlichen Wert dieser Empfehlungen aufgetreten.

Die Ergebnisse vieler aktueller medizinischer Studien zeigen, dass der regelmäßige Fischkonsum nicht vor einer Herzschwäche oder anderen Krankheiten schützt.

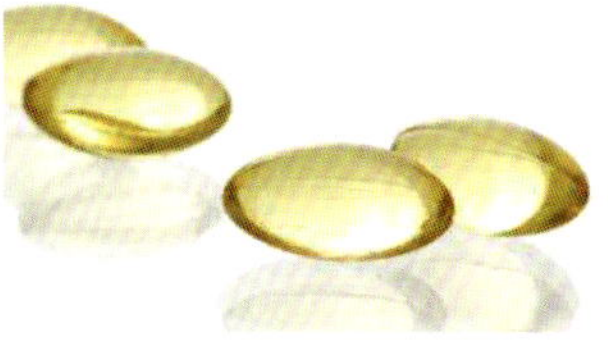

Britische Wissenschaftler, die in einer Studie den Einfluss der Omega-3-Fettsäuren auf Herzkrankheiten, Lebenserwartung, Krebs und Schlaganfall untersuchten, stellten die seit langem vermarkteten gesundheitlichen Vorteile in Frage.

Eine gründliche Analyse ergab, dass Omega-3 zu keiner Verringerung der Gesamtsterblichkeit, der Krebsrate oder der Herzkrankheiten führt.

Im „European Journal of Heart Failure" wurde die „**Rotterdam-Studie**" aus Holland veröffentlicht, in der 5.000 ältere Menschen über einen Zeitraum von 12 Jahren beobachtet wurden. Dabei zeigte sich, dass der Verzehr von Fisch keinen positiven Einfluss auf Herzkrankheiten hat.

Die Hauptautorin der Studie, Marianne Geleinjse, sagte: „Wissenschaftler und Gesundheitsbehörden sind zunehmend davon überzeugt, dass Fisch vor Infarkten schützt.

Es gibt aber **keine** harten **wissenschaftlichen Beweise** dafür, und die dezenten Hinweise aus früheren Studien konnten wir nicht bestätigen."

Auch Prof. David Jenkins von der Universität Toronto vertritt die Ansicht, dass es an eindeutigen Beweisen dafür fehlt, dass Omega-3-Fettsäuren tatsächlich das Risiko für Herzinfarkt und Krebs verringern. Es werden sogar zunehmend **negative Effekte** durch Omega-3-Fischölkapseln diskutiert."

QUELLE: Tageszeitung „TAZ" 09.07.09

In einem weiteren Artikel konnte man lesen „**Fisch ist aus**! Jährlich werden 130 Millionen Tonnen Fisch gefangen, mehr als die Meere dauerhaft hergeben können, und doch zu wenig, um den Appetit der Menschheit zu stillen.“

„Eine medizinische Studie mit dem Titel „Fischöl und die Prognose nach einem Herzinfarkt“ zeigte nun, dass eine Behandlung mit Omega-3-Fettsäuren zur Vorbeugung oder nach einem Herzinfarkt **keinen** messbaren **Nutzen** ergibt.
Zu einem ähnlichen Ergebnis kam eine Doppelblindstudie von Prof. Dr. Jochen Senges mit 3.827 Herzinfarktpatienten aus Deutschland, die beim 75. Jahrestag der Deutschen Gesellschaft für Kardiologie vorgestellt wurde. Bei der Studie wurden folgende Krankheitsbilder untersucht: plötzlicher Herztod, Gesamtsterblichkeit, erneuter Herzinfarkt, Schlaganfall, Herz-Rhythmus-Störungen sowie Durchführung von Bypass- und Katheter-Interventionen. Dabei ließ sich kein Einfluss der Behandlung mit Omega-3-Fettsäuren feststellen.“

QUELLE: Süddeutsche Zeitung 26.08.09

Große Zweifel am Nutzen von Omega-3-Fettsäuren

„Herzpatienten wird seit Jahren empfohlen, auf eine Omega-3-fettreiche Ernährung zu setzen, um Infarkten und Schlaganfällen vorzubeugen. Kanadische Forscher zweifeln diese Empfehlung nun an. Ihnen zufolge haben Omega-3-Fett-säuren keinen Nutzen für die Herzgesundheit.
Im aktuellen „Canadian Journal of Cardiology“ zweifeln die kanadischen Forscher um George Fodor am guten Ruf der Fette. Die Forscher haben Studien aus den 1970er-Jahren genauer unter die Lupe genommen und auf ihre Qualität untersucht.“

Herzerkrankungen kommen bei Eskimos gleich oft vor

„Den Studien der dänischen Chemiker Jorn Dyerberg und Hans Olaf Bang zufolge erkranken Eskimos seltener an Herzkrankheiten und Schlaganfällen, weil sie viel Fisch, Wal und Seehund essen. Die alten Studien hatten keine solide Grundlage und viele Schwachstellen.

Sie wurden als Beleg angeführt, dass Herzkrankheiten in Grönland selten sind, dabei haben die dänischen Forscher gar nicht die Häufigkeit der Herzleiden untersucht."

Zudem wurde lediglich die Ernährung von sieben Eskimos untersucht. Von einer repräsentativen Studie könne also nicht die Rede sein. Fodor konnte mit besseren medizinischen Daten der vergangenen vier Jahrzehnte nun zeigen, dass Herzerkrankungen bei Eskimos ähnlich häufig vorkommen wie in Europa oder Nordamerika. Die durchschnittliche Lebenserwartung der Menschen nördlich des Polarkreises liege sogar um zehn Jahre unter der in Dänemark.

Die neuen Schlussfolgerungen Fodors könnten erklären, warum viele Untersuchungen zur Wirkung von Omega-3-Fett-säuren in den letzten Jahren unklare oder sogar negative Ergebnisse erbrachten. „Viel tierisches Fett, kaum Obst und Gemüse - die Ernährung am Pol widerspricht eigentlich allen Empfehlungen zur Herzgesundheit", so Fodor.
Anstatt täglich teure Fischöl-Kapseln zu schlucken, sollten Herzpatienten besser auf eine gesunde Lebensweise achten - dazu gehört regelmäßige Bewegung, eine ausgewogene Ernährung mit mehr Obst und Gemüse, und der Versuch, dem alltäglichen Stress gelassener entgegen zu sehen."

Omega-3 wird aus Fischöl von Zuchtlachsen hergestellt

Das Fischöl steckt in Gelatinekapseln (Gelatine, ein Abfallprodukt aus dem Schlachthof). Die Kapseln enthalten fast immer Lachsöl von Zuchtlachsen, die angereichertes Futter, Antibiotika und vieles mehr bekommen.

Die Lieferanten und Produzenten von Fischölkapseln versprechen viele positive Wirkungen für die Gesundheit, für Gelenke, Herz, Haut, zur Vorbeugung von Entzündungen, Alzheimer und Demenz, aber das meiste kann doch nicht bewiesen werden. Viele Versprechungen stützen sich auf Vermutungen und die Studien über Fischöl-Kapseln zeigen, dass viel nicht immer viel hilft, sondern sich möglicherweise sogar schädlich auf den Körper auswirkt."

Die Nebenwirkungen hoher Omega-3-Fettsäure-Gaben

„Das Bundesinstitut für Risikobewertung (BfR) hat sich aufgrund der zunehmenden Zahl von, mit Omega-3-Fettsäuren angereicherten Produkten, mit möglichen Nebenwirkungen hoher Omega-3-Aufnahme befasst. Typische Nebenwirkungen von Fischölkapseln sind das Aufstoßen und das fischig rülpsen nach dem Verzehr: Es kommt ein Hauch Fisch mit hoch und hinterlässt einen besonders unangenehmen Geschmack im Mund. Ein Übermaß an Fischprodukten, Fischöl, Lebertran kann Durchfall, trockene Haut, Leberschäden und Kopfschmerzen verursachen.“ QUELLE: www.t-online.de 05.05.2014

Krebsgefahr durch Fischöl-Kapseln?

„US-Forscher schlagen Alarm: Eine hohe Konzentration von Omega-3-Fettsäuren im Blut erhöhe das Prostatakrebs-Risiko massiv. Hohe Dosen haben gegenteilige Effekte auf die Gesundheit. Wissenschaftler berichten, dass eine zu hohe Konzentration an Omega-3-Fettsäuren im Blut bei Männern das Risiko erhöht, an Prostatakrebs zu erkranken.

Für die aktuell im Journal of the „National Cancer Institute“ erschienene Studie zogen die Forscher 834 Männer heran, die an Prostatakrebs erkrankt waren. Die Untersuchungen legen den Schluss nahe, dass „Empfehlungen, die Aufnahme von langkettigen Omega-3-Fettsäuren, speziell durch Nahrungsergänzungsmittel, zu erhöhen, Risiken bergen“.

Die Wirkung von den in Fischölkapseln hochkonzentrierten Omega-3-Fettsäuren wird von der Wissenschaft in den vergangenen Jahren immer stärker in Zweifel gezogen.
Eine Studie französischer Forscher kam zu dem Schluss, dass Nahrungsergänzungsmittel mit Omega-3-Fettsäuren Krebserkrankungen nicht vorbeugen - im Gegenteil:
Die Einnahme könne das Krebsrisiko sogar steigen lassen.“

QUELLEN: www.t-online.de, 05.05.2014 fsy, Theodore M. Brasky, Amy K. Darke, Xiaoling Song, Catherine M. Tangen, Phyllis J. Goodman, Ian M. Thompson, Frank L. Meyskens, Jr, Gary E. Goodman, Lori M. Minasian, Howard L. Parnes, Eric A. Klein, Alan R. Kristal: "Plasma Phospholipid Fatty Acids and Prostate Cancer Risk in the SELECT Trial"; erschienen in: J Natl Cancer Inst 2013 : djt174v1-djt174. Andreeva VA, PhD, Touvier M, PhD, Kesse-Guyot E, PhD, Julia C, MD, Galan P, MD, Hercberg S, MD.: "B Vitamin and/or ω-3 Fatty Acid Supplementation and Cancer: Ancillary Findings From the Supplementation With Folate, Vitamins B6 and B12, and/or Omega-3 Fatty Acids (SU.FOL.OM3) Randomized Trial"; erschienen in: Arch Intern Med. 2012; 172(7):540-547. doi:10.1001/archinternmed.2011.1450.

Fisch essen macht krank

Herzprobleme, hohe Cholesterinwerte, Diabetes durch Fisch?

„In mehreren medizinischen Studien wurde die Wirkung der Omega-3-Fettsäuren auf Herz, Kreislauf, Krebs und Gesamtsterblichkeit untersucht. Ein Forscherteam der englischen Universität East Anglia in Norwich stellte fest: „Es gibt keinen schlagkräftigen Beweis dafür, dass Fischkonsum und die Omega-3-Fettsäuren das Sterblichkeitsrisiko oder das Risiko für Herz-Kreislauf-Erkrankungen reduzieren."

Ein Epidemiologe vom University College in London fand sogar deutliche Hinweise darauf, dass tierische Omega-3-Fettsäuren unter bestimmten Bedingungen Herz-Rhythmus-Störungen förderten. Es gab sogar Hinweise darauf, dass Männer, die schon an Angina pectoris leiden und viel Fischöl zu sich nehmen, besonders anfällig sind für Herzattacken. Dieser Befund veranlasste die Leiterin der Studie, Dr. Lee Hooper, zu der Warnung, dass weitere gründliche Untersuchungen erforderlich sind um festzustellen, ob große Mengen von Omega-3-Fetten nicht sogar nachteilige Auswirkungen haben könnten.
In Anbetracht der neuesten Zweifel an den gesundheitlichen Vorteilen des Fischverzehrs und der Omega-3-Nahrungsergänzungen und aufgrund der gründlich dokumentierten Gefahren von, mit Quecksilber, belasteten Fischen, besonders für Frauen, die schwanger werden wollen, bereits schwanger sind oder stillen und auch für Kinder, gibt es die sichere Alternative, den Bedarf an Omega-3 aus pflanzlichen Quellen zu decken.
Geeignete Nahrungsmittel, ohne irgendwelche negative Nebenwirkungen, sind Blattgemüse, Leinsamen, Rapsöl, Hanfsamen, Walnüsse und Nussöle – aus biologischem Anbau.

Eine solche vorsichtige Verfahrensweise bringt auch den zusätzlichen Vorteil, die Umwelt und die Tiere des Meeres zu schützen, denn immerhin wurde weltweit der Fischbestand seit 1950 schon um rund 90% reduziert."

QUELLE: Risks and benefits of Omega-3 fats for mortality, cardiovascular disease and cancer, BMJ 24.3.2006

„Das Bundesinstitut zur Risikobewertung (BfR) warnt vor den Risiken einer Überdosierung. Ähnlich wie bei Vitaminen kann die positive Wirkung der Omega-3-Fettsäuren bei hoher Dosierung allerdings ins Negative kippen - insbesondere wenn, statt natürlicher Lebensmittel, Nahrungsergänzungsmittel, wie Fischölkapseln gewählt werden.
In verschiedenen Studien wurden dabei mehrere negative Effekte beobachtet, z.B. eine Erhöhung des Cholesterinspiegels, eine Beeinträchtigung der Immunabwehr, Herz-Rhyth-mus-Störungen sowie erhöhte Blutungsneigung, insbesondere bei Menschen die ASS und Aspirin zu sich nehmen.
Fischölkapseln werden zwar cholesterinfrei hergestellt, doch ein vermuteter positiver Effekt auf arteriosklerotisch veränderte Arterien konnte in einer auf zwei Jahre angesetzten Studie nicht nachgewiesen werden."

QUELLE: Sacks FM et al: Controlled trial of fish oil for regression of human coronary arteriosclerosis. HARP Research Group

„Andere Studien zeigten, dass die Einnahme von Fischöl-Präparaten zu einem Anstieg des LDL-Cholesterins führte, volkstümlich auch das „schädliche" Cholesterin genannt, da es sich bei einem Überangebot an Cholesterin im Körper an den Innenschichten der Gefäße ablagern würde, wodurch sich das Risiko für Arteriosklerose und Herzinfarkt erhöht. Zudem gibt es experimentelle Hinweise, dass ein Übermaß an Omega-3-Fettsäuren das Risiko der Metastasen-Bildung bei Tumorerkrankungen erhöht.

An der Notwendigkeit von Omega-3-Fettsäuren für die menschliche Ernährung besteht natürlich kein Zweifel. Diese Mikronährstoffe sind jedoch in ausreichender Menge in pflanzlichen Nahrungsmitteln wie grünem Blattgemüse, Walnüssen und bestimmten Pflanzenölen enthalten. Für die Zufuhr von Omega-3-Fettsäuren ist der Fischverzehr oder die Einnahme von Fischölkapseln nicht erforderlich."

„Das Fett von Fischen kann die Insulin-Empfindlichkeit vermindern und somit das Diabetesrisiko erhöhen."

QUELLEN: Coulombe J et al: Influenze of lipid diets on the number of metastases and ganglioside content of H 59 variant tumors + Hendra TJ: Controlled study: Diabetes Care

Fisch und Fleisch essen fördert Krebs, Tumore, Myome, Zysten und Polypen

Im November 2003 wurde im Journal of Nutrition eine dänische Studie mit über 23.000 Frauen veröffentlicht, in welcher der Einfluss des Fischkonsums auf das Brustkrebsrisiko untersucht wurde. Ergebnis: Der tägliche Verzehr von 25 Gramm Fisch erhöhte das Brustkrebsrisiko um 13%. Wurde täglich mehr Fisch konsumiert, z.B. die zwei- oder dreifache Portion, stieg auch proportional das Brustkrebsrisiko.
Europäischer Zuchtlachs sei mit krebserregenden Stoffen belastet, berichteten vor kurzem amerikanische Wissenschaftler in der Zeitschrift Science. Die Forscher führen die hohen Werte darauf zurück, dass die Lachse vielfach mit Fischmehl aus ihren eigenen Artgenossen gefüttert, also zum Kannibalismus gezwungen werden.

QUELLE: Journal of Nutrition 11/2003 und Zeitschrift Science

Umweltexperten sind der Meinung, dass Angler ein größeres Krebsrisiko haben, weil sie Süßwasserfische essen. Nach einem Bericht der amerikanischen National Wildlife Federation kann eine wöchentliche Mahlzeit aus großen Forellen ein Krebsrisiko von eins zu zehn bedeuten. Eine andere Untersuchung zeigte, dass in praktisch allen Testgebieten das karzinogene DDT vorhanden war.
Der Einsatz dieses Pestizids wurde vor 20 Jahren verboten, doch hängt es noch in den Ablagerungen am Grund der Seen und sammelt sich in fettem Fischgewebe. PCB´s, die seit 1977 nicht mehr produziert werden, zeigten sich in 91% der Stichproben und stellen das größte Krebsrisiko dar. In 92% der untersuchten Fische wurde Quecksilber entdeckt.

QUELLE: Peta "Fische sind Freunde, kein Essen"

Immunreaktionen und Entzündungsprozesse im Körper, z.B. Glaukom, Rheuma und Arterienverkalkung

Tierische Produkte enthalten viel Arachidonsäure, woraus sich Entzündungsstoffe bilden können. Fisch liefert viel Arachidonsäure, die auch in Fleisch und in tierischen Fetten zu finden ist.

Die Arachidonsäure kann die Entstehung von entzündlichen Prozessen an den Gefäßwänden, im Bindegewebe und an den Gelenken begünstigen und zahlreiche Erkrankungen wie z.B. Arteriosklerose, Herzinfarkt, Schlaganfall, Glaukom, Fibromyalgie, Asthma, Neurodermitis, Psoriasis, Dünn- und Dickdarmentzündungen, Morbus Crohn, Rheuma, Arthritis, Arthrose und alle Arten von Entzündungen verursachen.

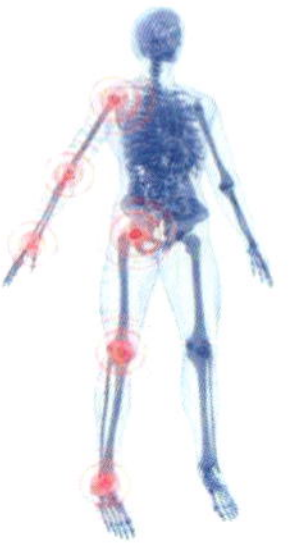

Arachidonsäure ist eine zentrale Vorstufe in der Entwicklung von Entzündungsstoffen, den so genannten Prostaglandinen und Leukotrienen.
Aktuelle medizinische Studien zeigen, dass viele Krankheiten mit **Entzündungen** beginnen: Z.B. hat man festgestellt, dass Arteriosklerose, also die Arterienverkalkung, mit einem chronischen entzündlichen Prozess der Gefäßinnenwand der Arterien beginnt.

QUELLE: Deutsches Ärzteblatt 01/2003

Auch andere Erkrankungen, wie z.B. rheumatische Gelenkbeschwerden, Hautprobleme, Psoriasis, Allergien, Glaukom uvm., haben als Grundlage eine **Entzündung**. Eine Ernährung mit tierischem Eiweiß, Fisch, Fleisch und Milchprodukten verstärkt diese Entzündungsprozesse im Körper.

Am 01.10.2003 wurde eine interessante Studie von Wissenschaftlern der University of California in der Zeitschrift PNAS, „Proceedings of the National Academy of Sciences", veröffentlicht.
Das Ergebnis der Studie: Der menschliche Organismus reagiert auf Fleischnahrung wie auf einen **Fremdkörper** und wehrt sich. Man konnte nachweisen, dass Moleküle aus dem Fleischverzehr in menschliches Körpergewebe aufgenommen werden und dort **Immunreaktionen** auslösen.
Daraus folgt, dass der regelmäßige Konsum von Fremdeiweiß (Fleisch, Geflügel, Fisch, Wurst, Käse, Milchprodukten und anderen tierischen Erzeugnissen) schädliche Immunreaktionen auslöst, was zu Immunerkrankungen, Entzündungen und Allergien führen kann.

Osteoporose und Calciumverlust durch Fisch und Fleisch

„Eine hohe Zufuhr tierischer Proteine bedingt aufgrund des hohen Gehaltes an schwefelhaltigen Aminosäuren eine Säurebelastung des Organismus. Zur Abpufferung der sauren Wirkstoffe werden vom Stoffwechsel die alkalischen Knochensalze herangezogen, was auf Dauer zu schweren Knochenschädigungen führen kann. Die Eskimos gehören bekanntlich zu den größten Fischkonsumenten und haben auch weltweit die höchste Osteoporoserate. Bei Eskimos beider Geschlechter wurde nach dem vierzigsten Lebensjahr ein um 10-15% höherer Verlust der Knochenmasse nachgewiesen als bei weißen US-Amerikanern gleichen Lebensalters."

QUELLE: Mazess: R. Bone mineral content of North Alaskan Eskimos. Am J Clin Nutr.

In einer Studie konnte gezeigt werden, dass eine zusätzliche Zufuhr von 34 Gramm tierischen Proteins (durch Fleisch oder Fisch) den **Calciumverlust** über den Urin um 23% steigerte.

QUELLE: Cummings J: Effect of meat protein an dietary fiber on colonic function and metabolism

Wissenschaftliche Studien zeigen, wenn hohe Mengen tierischer Proteine verzehrt werden, wird auch vermehrt Calcium ausgeschieden, das dem Körper dann fehlt und die Anfälligkeit für zahlreiche Krankheiten erhöht.

QUELLE: Robertson W: The effect of high animal protein intake on the risk of calcium stone-formation in the urinary tract

Fisch fördert Fäulnis-Prozesse und als Folge schlechten Körper- und Mundgeruch!

„Fisch verdirbt schnell, kein anderes Lebensmittel verdirbt so leicht, wie frischer Fisch. Wenn er nicht ständig auf Eis gelagert wird, setzt schon kurz nach dem Fang der Fäulnisprozess ein, ähnlich wie bei Fleisch. Die meisten Seefische, die in den Geschäften angeboten werden, haben bereits 3 bis 10 Tage auf Eis gelegen, manche sogar 2 Wochen".

QUELLE: „Fische in Seenot" - Natur & Kosmos 8/2002

„Wenn Sie viel Eiweiß in Form von Fleisch, Wurst, Fisch, Eiern, Käse oder Milchprodukten essen, freuen sich die Fäulnisbakterien und gedeihen prächtig.
Diese Bakteriengattung bildet unangenehm riechende und schädliche Gase (Blähungen), und belastet Darmflora und Organismus sehr stark. Tierische Nahrungsmittel werden vor allem durch Fäulnisprozesse verdaut." QUELLE: Naturarzt 12/2002

Beim mikrobiellen protein-gleichen Eiweißabbau im Darm entstehen in Abhängigkeit von der Eiweißzufuhr potenziell toxische, d.h. giftige Substanzen, z.B. Ammoniak, Phenole, Indole, Amine, N-Nitroso-Verbindungen und Sulfid. Viele von diesen Giften fördern Darmentzündungen wie Colitis und auch Darmkrebs. Der regelmäßige Konsum von tierischem Eiweiß, Fisch, Fleisch, Wurst, Milch, Käse, Eiern etc. fördert eine ungesunde mikrobakterielle Flora mit Verderbniskeimen in unserem Darm. Es bilden sich mehr Fäulnisprozesse, der Körpergeruch nimmt zu und alle Ausscheidungen wie Urin, Stuhl und Schweiß riechen stärker. Man kann unangenehmen Mundgeruch bekommen, insbesondere am frühen Morgen, nach dem Aufstehen.

Allergien, Magenverstimmungen, hoher Blutdruck, Trockenes Auge und Krebs durch Fischkonsum

Der Genuss von verdorbenem Fisch kann im harmlosesten Fall Magenverstimmungen mit Erbrechen, Durchfall, Fieber, Allergien und Hautausschlägen hervorrufen. Im schlimmsten Fall kann er zu Lebensmittelvergiftungen führen, die sogar tödlich enden können.
Räucher- und Pökelfisch enthält zu viel Salz und fördert aufgrund des Natriumüberschusses Arterienverkalkung, Bluthochdruck und Katarakt. Bei bestimmten Zubereitungsformen, ganz besonders beim Räuchern, nehmen die Fische Stoffe auf, z.B. Benzpyrene und heterozyklische Amine, die als krebserregend bekannt sind. Schwermetallbelastung fördert „Trockenes Auge" (Sicca Syndrom).

Erstickungsgefahr durch Fisch-Essen

Gefährlich wird es, wenn man Gräten verschluckt, denn das kann zum Ersticken führen.

Wie gesund sind Fischstäbchen?
Strahlenbelastung + Fettbombe + zappelige Kinder!

Der Bestseller in den Gefriertruhen sind die Fischstäbchen. Was wenige wissen ist, dass jedes Fischstäbchen einen Metalldetektor durchläuft und geröntgt wird (Strahlenbelastung), um es auf Fremdkörper und Fischgräten zu prüfen, damit sich niemand beim Verzehr verletzen kann.
Viele Kinder essen gern „versteckten Fisch" in Form von Fischstäbchen, denn sonst würde es ihnen nie schmecken.
Fisch allein schmeckt nach nichts! Was den Geschmack gibt, sind die Gewürze und die Panade aus Weizen, Zucker, sowie viel **Salz** und Fett.

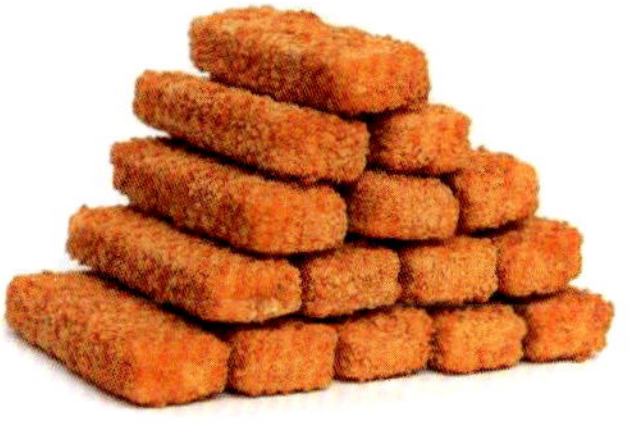

In der Panade liegt ein sehr „**hoher Fettgehalt**": Sie saugt das Öl auf, das beim Panieren und Frittieren des Fischfilets verwendet wird.

Bisher unterschätzt: Fischstäbchen können laut Ökotest jede Menge **Phosphate** enthalten – Zusatzstoffe, die bei Kindern Aggressivität und Hyperaktivität hervorrufen können.
Fischstäbchen werden meistens aus Seelachs und Seehecht hergestellt, Fische, die wie alle Fische belastet sind durch Schwermetalle und organische Gifte. Laut Behörden liegen die Werte unter den Grenzwerten (?), aber keiner denkt an den Summationseffekt, wenn man mehrmals pro Woche Fisch isst. Besonders hohe Werte an organischen Giften befinden sich in Fischen aus der östlichen Ostsee.

Fische sind mittlerweile erheblich mit verschiedenen Umweltgiften belastet. 2002 wurde eine Untersuchung an Kindern publiziert, deren Mütter während der Schwangerschaft größere Mengen Fisch aus dem Michigansee verzehrt hatten. Die Kinder zeigten niedrigere Werte bei verschiedenen Intelligenztests, außerdem wurde eine verminderte Auffassungsgabe beim Lesen festgestellt.

QUELLE: Stern 7/2005

Fisch und Garnelen in Supermärkten oft gepanscht?

„Hamburg (dpa) - Fisch und Garnelen aus dem Supermarkt werden laut Recherche des NDR-Verbraucher- und Wirtschaftsmagazins "Markt" häufig "gepanscht". Diese Produkte würden mit Wasser schwerer gemacht, um sie dann teurer zu verkaufen. Fast jede vierte Stichprobe von Scholle, Pangasius und Garnelen war mit Fremdwasser aufgeschwemmt, wird in dem TV-Magazin berichtet.
„Es ist nicht verboten, einem Produkt Wasser zuzusetzen", erklärte Elke Müller-Hohe von der Gesellschaft Deutscher Chemiker, die zugleich im Landesuntersuchungsamt in Freiburg tätig ist. „Aber man muss es kenntlich machen, so dass der Verbraucher diese Produkte klar von unbehandelten unterscheiden kann." Jörg Oehlenschläger, ehemaliger wissenschaftlicher Direktor der Bundesforschungsanstalt für Fischerei, sagte: „Vor allem bei Garnelen werden bewusst **Zusatzstoffe** (z.B. künstliche Ascorbinsäure, Vitamin C) zugesetzt, um Wasser zu binden, weil das eben eine sehr hochpreisige Ware ist."

QUELLE: www.gmx.de, dpa 17.03.2013

Betrug mit Garnelen und Fischfilet

„Karlsruhe (dpa) - Nicht überall, wo Fisch draufsteht, ist auch viel Fisch drin. In einigen Packungen Tiefkühl-Pangasius haben Lebensmitteltester nur einen Anteil von 60% Fisch entdeckt. Die Lebensmitteltester warnen vor Betrug mit Tiefkühl-Pangasius. Etliche Angebote des grätenarmen Fisch´s aus Ostasien zeigten einen auffallend hohen Wassergehalt, teilte das Chemische und Veterinäruntersuchungsamt (CVUA) am Freitag, 30. August 2013 mit.
Die verwendete Bezeichnung "Pangasiusfilet" ist damit irreführend", hieß es. Die Tester forderten, dass die Anbieter künftig auf der Verpackung vermerken, wie viel Fisch darin tatsächlich enthalten ist. Ergebnis des Lebensmitteltests: Die Filetunterseiten des behandelten Tiefkühl-Fisch´s waren nach dem Erhitzen strukturlos. Die Oberfläche sah schaumig aus. Die Filets seien auch geschmacklich kein Genuss:

„Sie sind extrem weich, geleeartig und strukturlos im Biss. Der Geschmack lässt sich mit salzig und etwas seifig beschreiben", erklärten die Tester.
Das CVUA, das, sowohl im Auftrag des Regierungsbezirks, wie auch des Landes arbeitet, bemängelte zudem, dass auch die **Zusatzstoffe** oft nur unzureichend benannt würden. So werde das beanstandete **Fischfilet** mit **Phosphaten** und **Citraten** zusammengehalten, die Wasser binden. Auch komme jede Menge **Kochsalz** zum Einsatz. Davon sei auf vielen Verpackungen nichts zu lesen." QUELLE: www.gmx.de, 31.08.2013

Prost Mahlzeit! Schweinedarm statt Calamari

„Hamburg - Es klingt ziemlich fies: Wer Calamari kauft, bekommt möglicherweise etwas ganz anderes. Bei den vermeintlichen Tintenfischringen könnte es sich, um in Scheiben geschnittene, **Enddärme von Schweinen** handeln. Als Berichterstatterin im Ausschuss für Umweltfragen, öffentliche Gesundheit und Lebensmittelsicherheit im Europaparlament warnt Esther de Lange, dass der Betrug mit Lebensmitteln in der Europäischen Union schnell wachse und dringend gehandelt werden müsse. Ein Grund für die Zunahme der Betrugsfälle ist, dem Bericht zufolge, die aktuelle Wirtschaftskrise: Die Kontrollstellen litten unter Sparmaßnahmen, und der Druck seitens des Einzelhandels und anderer Parteien, Lebensmittel noch billiger herzustellen, wachse. Die Betrugsfälle sind zwar nicht gesundheitsschädlich, sagt de Lange, aber sie beschädigen das Verbrauchervertrauen in die Nahrungskette. Das größte Problem dabei: Die Gesetzgebung in Europa ist derart zerstückelt, dass Lebensmittelbetrug viel zu einfach ist." QUELLE: www.spiegel.de - 15.11.2013

Listerien und Hepatitis durch Meeresfrüchte und Fisch?

Öko-Test stellte fest, dass rund die Hälfte aller Lachs-Proben bedenkliche Keime oder Pestizide enthalten. In mehreren Proben wurden gefährliche Listerien entdeckt: Keime, die sich im Kühlschrank weiter vermehren und bei Schwangeren und immungeschwächten Menschen schwere Erkrankungen auslösen können.

„Das **Hepatitis-A-Virus** kann man sich in allen südlichen Ländern relativ leicht zuziehen. Das Tropeninstitut München warnt besonders vor **Schalentieren** und **Muscheln** aus dem Mittelmeer, die zu 40% verseucht sind." ADAC Motorwelt 6/2004

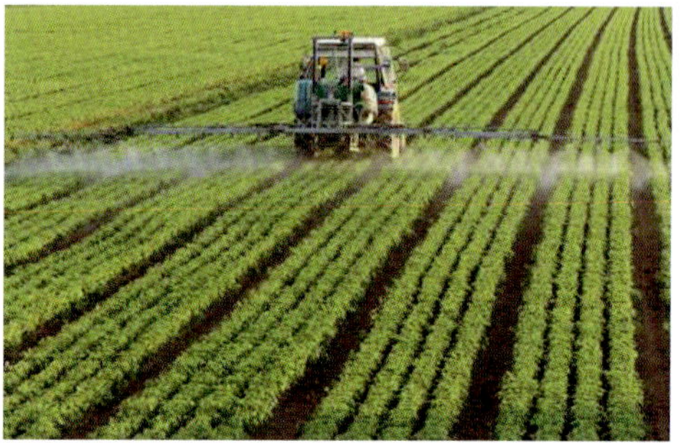

Belastung mit Pestiziden, die wie Hormone wirken

„Nach Forschungen des Instituts für Biochemie und Technologie der Bundesforschungsanstalt für Fischerei in Hamburg hat man festgestellt, dass fettlösliche Stoffe wie Pflanzenschutzmittel, DDT, Lindan, sowie verschiedene Industriechemikalien sich in der Leber und im Fettgewebe der Fische ablagern. Durch belastete Gewässer zeigen sich bei Fischen und Fröschen zunehmend Abnormitäten. Pestizide wirken im tierischen und menschlichen Körper nämlich wie Östrogene. Wussten Sie, dass 70% der Fische in der Havel, auf Grund der Pestizidbelastung des Gewässers, weiblich sind?"

QUELLE: BIO 4/2002

Gift im Fisch: EU erlaubt mehr Pestizide im Lachs

„Die EU hat den Grenzwert für das Pestizid Endosulfan in Zuchtlachs auf das Zehnfache erhöht. Das Pestizid wirkt negativ auf das Hormonsystem, beeinflusst die Fortpflanzung des Menschen und die Entwicklung von Föten. Es wird für Missbildungen und Erkrankungen verantwortlich gemacht, sowie für das große Fischsterben im Rhein.
Norwegen ist der größte Lachs-Exporteur der Welt!
Die norwegische Lebensmittelbehörde sagte, dass diese Anhebung des Grenzwertes von großer wirtschaftlicher Bedeutung für die Zuchtindustrie sei." QUELLE: Deutsche WirtschaftsNachrichten 26.06.13

Fisch = Schadstoff-Endlager

Belastung durch Schwermetalle, Quecksilber, Cadmium, Aluminium, Arsen, Blei, Radioaktivität ...

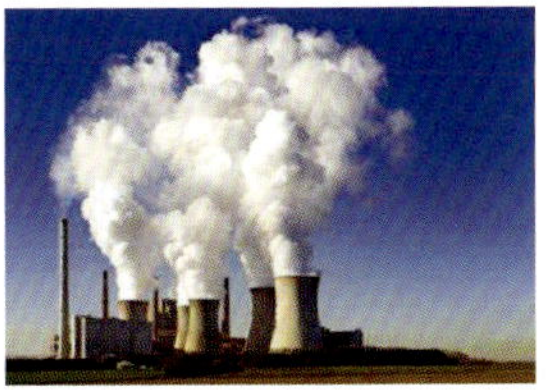

Um Herzinfarkt vorzubeugen, empfehlen Ärzte, Heilpraktiker, Ernährungsberater und Wissenschaftler die fettreichen Fisch-arten, z.B. Thunfisch, Lachs und Makrele, die am meisten Omega-3-Fettsäuren liefern. Gerade im Fettgewebe dieser Fische lagern sich vermehrt Schwermetalle, Medikamentenrückstände, organische Gifte und Chemikalien ab, welche durch die Industrie in die Abwässer gelangen.

Quecksilber ist ein giftiges Schwermetall, das sich in Fischen und Meeresfrüchten anreichert. Quecksilber schädigt dosisabhängig das Nervensystem, das Immunsystem und den Herzmuskel, außerdem kann dadurch die Fruchtbarkeit erheblich beeinträchtigt werden.

Quecksilber ist ein starkes **Nervengift** und kann schwere neurologische Erkrankungen wie z.B. Alzheimer, Demenz, Parkinson, Depressionen, Multiple Sklerose begünstigen. Der Verzehr von quecksilberbelastetem Fisch erhöht laut einer internationalen Studie das Risiko von Herzerkrankungen. Die 684 Herzinfarktpatienten dieser Studie hatten eine 15% höhere Quecksilber-Konzentration als die 724 gesunden Männer der Vergleichsgruppe.

Eine Studie der Universität Marburg zeigte, dass 83% der Menschen mit „**Trockenem Auge**" (Sicca Syndrom) eine Quecksilbervergiftung haben.

Die **Hauptursache** für Schwermetallbelastungen im Körper ist meistens das Essen von Fisch und Schalentieren. Da lagern sich extrem hohe Mengen an Giftstoffen ab, wie PCB, Dioxin, Quecksilber, Blei und Arsen, wodurch Gesundheitsprobleme wie Nierenschäden, gestörte geistige Entwicklung und Krebs bis hin zu vorzeitigem Tod, entstehen können. Auch Fischölkapseln mit Omega-3-Fettsäuren können schädliche Substanzen enthalten.

Weltweit stammen jährlich etwa 60 Millionen Tonnen Fisch und Meeresfrüchte aus Aquakulturen – Fischfarmen. Die Fischerei liefert (noch) etwa 130 Millionen Tonnen. Davon ist ein Drittel wertloser Beifang. Dieser Beifang wird umgehend an die Futtermittelbetriebe weitergereicht. Die verarbeiten ihn, angereichert mit Antibiotika, Wachstumshormonen, Farbstoffen und Nahrungsergänzern zu Fischfutter.
Das wird in die Tanks oder Schwimmnetze gekippt, als Futter für die Zuchtfische, z.B. Lachs.
Die **Chemie** gelangt so unweigerlich in die Ozeane und von dort in die Nahrungskette - ein geschlossener Giftkreislauf.
Drei Schadstoffe stecken z.B. in Surimi, das als eine besondere Form des **Sushi** verkauft wird: Formaldehyd (schadet Atemwegen), Sorbit (führt zu Augenerkrankungen) und Olyphosphat (kann zum Herzinfarkt führen).

Eine Meldung der kroatischen Zeitung „Vecernij List" zeigte das Ergebnis einer Studie über die Belastung mit krebserregenden chemischen Stoffen im **Lachs**. Die Forscher führten die hohen Werte darauf zurück, dass die Lachse in Fischfarmen vielfach mit Fischmehl ihrer eigenen Artgenossen gefüttert, also zum **Kannibalismus** gezwungen werden. Dadurch summieren sich die ohnehin hohen Belastungswerte an Umweltgiften, PCB, Dioxine und Schwermetallen im „Schadstoff-Endlager" Fisch. **Farbstoffe** werden Zuchtlachsen ins Futter gemischt, damit ihr Fleisch trotz Turbowachstum den gewünschten **rosa Farbton** annimmt: **Canthaxantin** (E161g) steht im Verdacht, Augen-Erkrankungen negativ zu beeinflussen. QUELLE: Zeitschrift „Welt der Wunder" 5/08

Im November 2002 wurde im „The New England Journal of Medicine" eine Studie an Herzinfarktpatienten publiziert. Dabei wurde der Quecksilbergehalt in Fingernägeln und die Konzentration der DHA, eine bestimmte Fettsäure, gemessen. Normalerweise hätte ein höherer DHA-Spiegel im Fettgewebe, bedingt z.B. durch den Fischkonsum, eine vorbeugende Wirkung auf einen möglichen Herzinfarkt.
Durch den hohen Quecksilbergehalt in Fischen wird dieser Effekt jedoch wieder aufgehoben.

Aufgrund der **Quecksilberbelastung** rät die amerikanische Food and Drug Administration (FDA) schwangeren Frauen und Frauen mit Kinderwunsch sogar zum Verzicht auf Makrelen, Hai, Schwert- und Thunfisch und anderen Fischarten.

Die Universität von North Carolina führte im Zusammenarbeit mit der Umweltorganisation **Greenpeace** bei 1500 Frauen im gebärfähigem Alter Haaranalysen auf Quecksilber durch. Ein Fünftel hatte Quecksilber-Konzentrationen, die über den Grenzwerten liegen. Bereits 2004 hatte die „Food and Drug Administration" Frauen mit Kinderwunsch empfohlen, den Fischkonsum deutlich zu begrenzen.

Fast alle Fischarten neigen mehr oder weniger stark dazu, **Umweltgifte** und **Schwermetalle** in ihrem Körper zu speichern. Süßwasserfische, die in Flüssen und Seen leben, leiden stark unter den Schadstoffeinleitungen der Industrie und der Landwirtschaft.
Die Meere sind stark mit Industrieschadstoffen und Chemikalien belastet: Fische, Meeresfrüchte, Wale und Seehunde gleichen **schwimmenden Schadstoffdeponien**. Sie alle leiden unter der Umweltverschmutzung, die der Mensch verursacht. Da die Meere teilweise stark verschmutzt sind, enthalten Seefische – vor allem solche, die sehr fett sind oder lange leben – Schwermetalle wie Blei und Cadmium, sowie Rückstände aus Pflanzenschutzmitteln. Auch hochgiftiges Dioxin und Quecksilber findet sich in Meerestieren.

„Zuchtfische aus Aquakulturen, Karpfen, Welse, Hechte, Zander und Schleien sind oft belastet mit Rückständen von Medikamenten. Forellen und Lachse, die mit Seefischprodukten gemästet werden, speichern auch die Schadstoffe aus dem Futter. **Muscheln** sind "**kleine Kläranlagen**". Sie filtern mit ihren Kiemen das Wasser. Dabei können sich in den Muscheln, Mollusken aber auch in Tintenfischen Schadstoffe wie Zinn, Aluminium, Blei, Arsen, Cadmium und Quecksilber ansammeln." QUELLE: „Fische in Seenot" - Natur & Kosmos 8/2002

„Chemie-Rückstände: Schwermetalle wie Blei, Cadmium, organische Rückstände wie PCBs (polychlorierte Biphenyle). Bei Raubfischen wie Haien, Thunfischen und weißen Heilbutten, die am Ende der Nahrungskette stehen, kann es im Laufe der Zeit zu einer höheren Belastung kommen. Das Bundesinstitut für Risikobewertung empfiehlt schwangeren und stillenden Frauen, nur wenig Heilbutt, Thunfisch und Hai zu essen.“ QUELLE: Stern 7/2005

Belastung durch Medikamenten-Rückstände, z.B. Antibiotika, Östrogene

Forellen, Karpfen, sowie Lachse in Zuchtbetrieben stehen oft unter Dauerstress. Es werden regelmäßig Medikamente zur Krankheitsvorbeugung ins Wasser geschüttet.
„In Verruf geraten ist die Fischhaltung vor allem wegen der eingesetzten **Antibiotika**. Wenn viele Tiere eng beieinander in Becken schwimmen, können sich Krankheiten schnell ausbreiten. Die Züchter setzten daher massiv auf Medikamente im **Fischmehl-Futter**. Das fördert die Entwicklung von resistenten Bakterien – und ist deshalb langfristig problematisch für die Gesundheit aller Menschen.“ QUELLE: Stern 7/2005

„Das Technologiezentrum Wasser in Karlsruhe hat im Zuge einer Studie das Grundwasser an 105 Stellen, mehrfach auf 63 Substanzen geprüft. Nachgewiesen worden sind hauptsächlich Medikamentenrückstände von Schmerz- und Anti-Rheuma-Mitteln, Herz- und Hormonpräparaten, Antibiotika.
Arzneimittel reichern sich über das Abwasser in nennenswerten Dosen in Flüssen und Seen an und gelangen so auch ins Grund- und Trinkwasser. Als Beispiel wurde die Anti-Baby-Pille genannt. Deren Hormone würden ausgeschieden und gelangen in den Wasserkreislauf. Experten gingen davon aus, dass die Oberflächengewässer in Deutschland mit 2 Mikrogramm Östrogen pro Liter belastet sind. Bereits 0,5 Mikrogramm pro Liter führten bei Fischen zu Hormonstörungen, die die Fortpflanzung behinderten. Im Trinkwasser sei Östrogen nachzuweisen.“ QUELLE: Main Post 06/2002

„Jedes Jahr werden weltweit knapp 130 Millionen Tonnen Fisch „produziert“. Jeder dritte Fisch stammt heute bereits aus Aquakultur; dabei werden die Fische in Teichen oder Unterwasserkäfigen gezüchtet.

Durch die mangelnde Bewegungsfreiheit werden die Zuchtfische anfälliger für Krankheiten und werden deshalb mit Stärkungsmitteln und Medikamenten gefüttert.
Cypermethrin und **Emamectin** werden bei Zuchtlachs gegen Parasitenbefall (Lachslaus) eingesetzt. Der aggressive Parasit bedroht die Lachse vor allem, wenn zu viele Fische auf engem Raum gehalten werden, was der Fall in den Zuchtfarmen ist. Wussten Sie, dass mehr als die Hälfte der Weltproduktion von Antibiotika in der Massentierhaltung landet?" QUELLE: Stiftung Warentest 01/2005

„Altlasten" im Fisch: Chemikalien, Umweltgifte, Dioxin

„Eine Studie des wissenschaftlichen Komitees für Ernährung und Tierfütterung der Europäischen Union hat herausgefunden, dass Fische aus der Nord- und Ostsee besorgniserregend stark mit Dioxinen verseucht sind. Der Grund: In die europäischen Meere werden noch immer dioxinhaltige Industrieabwässer geleitet.
Dioxine werden in Stahlwerken, bei der Müllverbrennung, bei Waldbränden und auch in Abgasen von Autos freigesetzt. Fleisch, Fisch und Fischöl enthalten wesentlich mehr Dioxin als Gemüse, weil Dioxin sich im Fettgewebe der Tiere anreichert. Fischmehl darf zwar in Deutschland seit Ende vergangenen Jahres nicht mehr ins Schweine- und Geflügelfutter gemischt werden, doch es bleibt auch weiterhin für die Fütterung von Zuchtfischen erlaubt. 10.000 Tonnen Fischmehl landen jährlich in Karpfen- und Forellenteichen. Auf diesem Umweg kommt das Dioxin dann in angereicherter Form auf die Teller der Menschen." QUELLE: Focus 4/2001

„**Dioxine** erzeugen Krebs und sind schwer abbaubar. Zahlreiche Analysen zeigen, dass die Dioxinwerte im Lachs immer dann erhöht sind, wenn auch die, chemisch mit ihnen verwandten, polychlorierten Biphenyle (PCB) erhöht sind. Flammschutzmittel PBDE (polybromierte Diphenylether): Gerade Zuchtlachs ist damit belastet – deutlich mehr als Wildlachs. PBDE beeinflussen die Schilddrüsenhormone und das Immunsystem." QUELLE: Stiftung Warentest 1/2005

Die deutschen Flüsse sind stark belastet durch das Abwasser der Städte und Dörfer, **Nitrate** aus **Mist** und **Gülle**, Agrarchemikalien, Pestizide, Schadstoffe und Umweltgifte der Industrieabwässer. Kein Mensch traut sich, dort zu baden oder dieses Wasser zu trinken. Aber die Hobby-Fischer, die in solchen Gewässern die Fische angeln und später verspeisen, machen sich keine Gedanken über die möglichen gesundheitlichen Schäden. **Dioxin** ist eines der stärksten krebserregenden Stoffe, die es gibt. Es schwächt das Immunsystem, führt zu Leberschäden, fördert das Tumorwachstum und Störungen des Nervensystems.
„Im Fisch aus der östlichen Ostsee stecken höhere Dosen an organischen Giften: So enthält Hering häufig so viele Dioxine, dass er nicht in der EU vermarktet werden darf. Dänemark erließ 2004 sogar ein nationales Fangverbot für Wildlachs, weil Wissenschaftler darin zu hohe Dioxinwerte festgestellt hatten." QUELLE: Stern 7/2005

„**Lachs als Indikator für Umweltsünden**: Schwer abbaubare Umweltschadstoffe landen früher oder später im Meer. Sie reichern sich auch im Fisch an. Im Test konnten wir zahlreiche Substanzen nachweisen. Das Spektrum reichte von Pestiziden bis zu Stoffen, die in Flammschutzmitteln, Hydraulikölen (PCB), Anstrichmitteln (Organozinnverbindungen) für Schiffe vorkommen." QUELLE: Stiftung Warentest 1/2005

In Fischen und Schalentieren können sich extrem hohe Mengen an Giftstoffen ansammeln (das sage und schreibe 9-Millionenfache der Giftstoffkonzentration des Wassers, in dem sie leben), etwa PCB, Dioxin, Quecksilber, Blei und Arsen, wodurch Gesundheitsprobleme wie Nierenschäden, gestörte geistige Entwicklung und Krebs bis hin zu vorzeitigem Tod entstehen können.
Viele Fischarten sind nicht nur mit Bakterien verseucht, sondern auch mit natürlichen Toxinen wie Ciguatera und Scrombold, sowie Umwelt-Toxinen wie PCB, Quecksilber, DDT und Dioxin, die durch Kochen nicht beseitigt werden. Fische können Spuren von giftigen Chemikalien enthalten, die durch Müll, Industrie- und Landwirtschafts-Abwässer und sauren Regen ins Wasser gelangen.

Sind Giftstoffe erst einmal im Körper des Tieres, bleiben sie auch dort: Z.B. können kleine Fische im Ontario-See, die sog. Großaugenheringe, eine 500.000-mal höhere Konzentration von PCB aufweisen als das Wasser selbst. Größere Fische fressen die Großaugenheringe und die Konzentration steigt weiter. Fische wie Lachs, Forelle, Heilbutt, Thunfisch, Schwertfisch und Hai absorbieren noch mehr und können gefährliche Werte von Methylquecksilber enthalten, die Babys im Mutterleib gefährden und Nervenzellen schädigen.
Bei fast jedem Lebensmittelskandal wird betont, dass keine toxikologisch relevanten Konzentrationen gemessen wurden, und deshalb keine Gefährdung der Bevölkerung bestünde. Die starke Belastung mit Giftstoffen im **Fisch** scheint ein **Tabu** zu sein!

EU setzt Grenzwert für Dioxine in Fisch hoch! Eine Entscheidung ganz im Sinne der Industrie

„Im Sommer 2007 testete Foodwatch die Fischspezialität Dorschleber auf ihren Gehalt an giftigen Dioxinen und dioxinähnlichen PCB. Diese stehen im Verdacht, Krebs auszulösen und das Erbgut zu verändern. Alle Proben wiesen eine Überschreitung des damaligen EU-Grenzwertes für Dioxine von 8 Pikogramm pro Gramm auf, z.T. um das bis zu Zehnfache! Die deutschen Lebensmittelüberwachungsbehörden blieben trotz der hohen Werte untätig. Erst auf öffentlichen Druck von Foodwatch nahmen mehrere Handelsketten die Ware aus den Regalen.

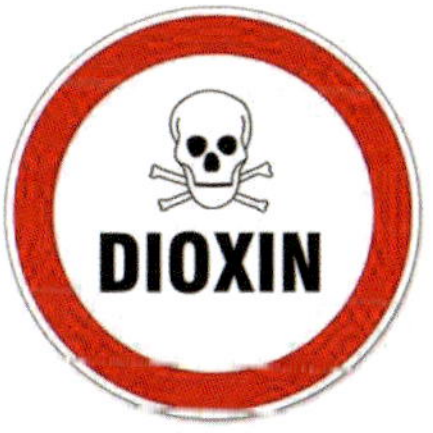

Die EU-Kommission hat einen Entschluss gefasst, der ganz nach dem Geschmack der europäischen Fischereiindustrie sein dürfte. Am 18.04.2008, beschloss der zuständige Ausschuss, den Grenzwert für Dioxine in Fischleber um das Dreifache von 8 auf 25 Pikogramm pro Gramm zu erhöhen. Das heißt: Wer den Inhalt einer Dorschleber-Fischkonserve von 115 Gramm verzehrt, die mit dem neuen Höchstwert belastet ist, nimmt damit das Vierzigfache dessen zu sich, was die EU als tägliche Dioxin-Höchstbelastung für akzeptabel hält."

QUELLE: www.Foodwatch.de 21.04.2008

„Für Dioxin gilt eine Null-Toleranz, es ist schon in geringen Mengen giftig, reichert sich im Fettgewebe von Mensch und Tier an und baut sich so gut wie nicht ab. Je weniger davon, desto besser. 80% nehmen wir über tierische Lebensmittel auf. Die WHO hat festgelegt, dass wir nicht mehr als vier Pikogramm pro Kilogramm Körpergewicht aufnehmen sollten. Bei einer 65 Kilo schweren Frau wären das 260 Pikogramm. Eine 200-Gramm-Portion Fisch darf aber nach den neuen Grenzwerten allein schon bis zu 5000 Pikogramm Dioxin enthalten. Die Vorgaben der WHO sind damit um ein Vielfaches überschritten.
Grundsätzlich gilt: Mit dem Fischkonsum nimmt die Wahrscheinlichkeit zu, Dioxin und Umweltgifte aufzunehmen.
Fisch aus der Ostsee hat höhere Dioxinbelastung. Innereien wie Dorschleber sind stärker belastet als Fischfilet.

Und was ist mit Farmlachs? Der kann mehr Dioxin enthalten als magerer, aber es kommt auf die Wasserbelastung an. Genaueres ließe sich sagen, wenn die Behörden ihre Messergebnisse veröffentlichen müssten.
Weil sie das nicht tun, muss man nachfragen, ob für ein bestimmtes Produkt aus einem bestimmten Geschäft schon einmal Messungen gemacht wurden.

Warum wurden die Dioxin-Grenzwerte erhöht?
Die EU beugt sich damit ökonomischen Interessen der Fischerei-Lobby. Sonst müsste sie den Verkauf zahlreicher Fische verbieten, zum Beispiel von Ostsee-Kabeljau, der in der Regel stark mit Dioxin belastet ist.
Fischmehl und Fischöle werden an Tiere verfüttert, und so gelangen Dioxine in die menschliche Nahrung. Tierische Lebensmittel wie Fisch, Fleisch, Milchprodukte und Eier sind für 80% der menschlichen Gesamtaufnahme von Dioxinen verantwortlich.
Auf dem Verordnungswege, unter Ausschluss der Parlamente, werden die Dioxin-Grenzwerte so weit an die tatsächliche Belastung der Lebensmittel angepasst, dass diese nicht vom Markt genommen werden müssen."

FAZIT: „Schlimm an der Neuregelung ist, die EU verstößt damit gegen ihr eigenes Vorsorgeprinzip, nämlich die EU-Bürger vor Gefahren zu schützen.
Die Grenzwert-Erhöhung setzt eine Reihe von Fehlentscheidungen fort, ganz im Sinne der Fischerei-Industrie!
Die **Lobbymacht** der **Lebensmittelindustrie** hat sich offenbar wieder einmal durchgesetzt, und zwar auf Kosten der Verbraucher."

QUELLE: www.Brigitte.de 21.04.2008 Andreas Eickelkamp - Verbraucherschutz-Organisation foodwatch e.V.
QUELLE: Peta "Fische sind Freunde, kein Essen"

Erhöhte Grenzwerte für radioaktiv belasteten Fisch

„München (RPO). Die Verbraucherorganisation Foodwatch und der Verein "Umweltinstitut München" kritisieren, dass nach der Katastrophe von Fukushima, die EU-weit geltenden Grenzwerte für die **radioaktive Belastung** von Lebensmitteln am vergangenen Wochenende zum Teil deutlich erhöht worden seien.
Mit der Eilverordnung 297/2011, in Kraft getreten am 27. März 2011, habe die Europäische Kommission die Grenzwerte für **Fisch**- und **Milchprodukte** erhöht. Es gehe vor allem um Spezialitäten und Gewürze für die asiatische Küche, um Fisch, Meeresfrüchte, Algen, grünen Tee oder Sojasoße. Bestimmte Produkte wie Fischöl oder Gewürze dürfen diesen Wert sogar um das Zehnfache übersteigen, also bis zu 12.500 Becquerel/Kilogramm belastet sein – ein 20-faches des bisherigen Limits." QUELLE: RPO/dapd http://www.rp-online.de - 29.03.2011

Würmer- und Parasitenbefall beim Verzehr von Sushi

„Der Verzehr von rohem Fisch, wie er in vielen Restaurants als **Sushi** und Sashimi serviert wird, birgt das Risiko von Wurmbefall: Fische sind oft Zwischenwirte für Parasiten, vor allem für Würmer und deren Eier.
„Fadenwürmer – Fachausdruck: Nematoden – sind Parasiten, die in Seefischen vorkommen. Aufpassen muss man beim Verzehr von rohem Fisch, der zum Beispiel im Sushi steckt."

QUELLE: Stern 7/2005

„Rohe Schalentiere und **Muscheln** sind **das Gefährlichste**, das man zu sich nehmen kann (ca. eine von 250 Personen wird dadurch krank), doch andere Fischarten folgen hart auf den Fersen. Gemäß den Gesundheitsbehörden sollen Meeresfrüchte **die häufigste Ursache** für den Ausbruch von **Lebensmittelvergiftungen** sein.

Das **Risiko**, vom Fischkonsum krank zu werden, ist ca. 25-mal höher als bei Rindfleisch und 16-mal höher als bei Schweinefleisch und Geflügel.“ QUELLE: Peta

„Anisakis ist ein Fischparasit, der in der jetzigen Zeit mehr als 56% der Bevölkerung in Spanien befällt und ein großes Risiko für Touristen birgt. Denn dieser Parasit ist sehr widerstandsfähig und kann mehr als 20 Tage in Salz oder Essig überleben. Man findet ihn in Meeresfischen, sowie in Fischfarmen. Die Ärzte sind ratlos, und oft dauert es lange, bis man im Krankenhaus auf die Idee kommt, dass der Patient von dem Fisch-Parasit Anisakis befallen ist, weil die Symptome vielseitig sein können:
Muskelschmerzen mit brennendem Gefühl, Atemnot, Augenallergien, Hautausschläge und Schwellungen. Er kann sogar Blinddarmentzündung auslösen. Manche Menschen in Spanien musste man notoperieren und mehrere Meter Darm entfernen.
Die spanischen Behörden kennen seit langem die Verseuchung von Fischen und Muscheln mit Hepatitis Viren und mit dem Parasit Anisakis, aber es wird nichts unternommen, wahrscheinlich aus Angst vor Panik und vor den wirtschaftlichen Folgen für die Nahrungsmittelindustrie und die Touristenbranche.“

Schadstoffe aus Plastik
vergiften Meere, Fische und Menschen

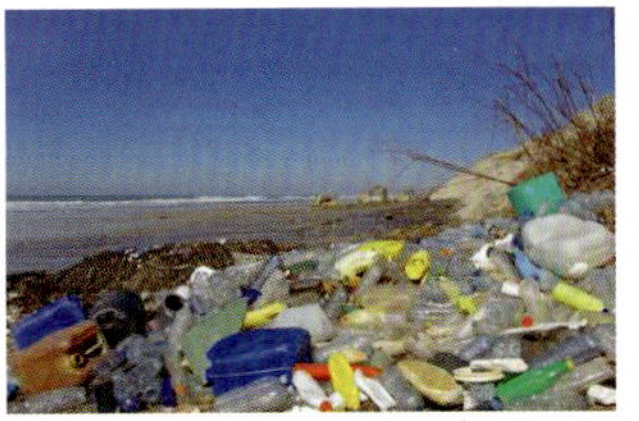

Was finden wir im Urlaub am Strand? Überall kleine oder große schwimmende Plastikteile.
Direkt vor unserer Haustüre, in der Nordsee, sind Plastikabfälle eine allgegenwärtige Gefahr für Fische und Meeresbewohner. Auf der Insel Mellum findet man auf 100 Metern Strand über 700 Teile Plastikmüll.

Milliarden Tonnen Plastik sind die Basis unserer Zivilisation: Kunststoff ist billig, leicht herzustellen und vielseitig.
Jährlich werden 240 Millionen Tonnen Plastik produziert.
Die Verfallszeit von Plastik beträgt bis zu 500 Jahren!

Millionen Tonnen Kunststoffmüll, Tendenz steigend, zirkulieren in dem Müllstrudel der Meere. Im Nordpazifik treibt seit Jahrzehnten ein „**Müllteppich**", der so groß ist wie die Bundesrepublik Deutschland.
Auf jedem Quadratkilometer Ozean schwimmen durchschnittlich 13.000 bis zu 1 Million Plastikteilchen!
70% des Plastikabfalls sinken auf den Meeresboden, 15% schwimmen an der Wasseroberfläche und 15% werden an die Strände gespült.
In den Meeren treibender Plastikmüll wird durch Wellenbewegung und UV-Licht zerkleinert. Das Plastikpulver wird von verschiedenen Meeresbewohnern anstelle von Nahrung verzehrt. Auf diesem Weg gelangt der Plastikmüll mit den anhaftenden Giftstoffen in die, für den menschlichen Verzehr, bestimmten Lebensmittel.

Plastik-Müll-Teppiche auf den Ozeanen und Küsten
Sintflut aus Plastik = Eine ökologische Katastrophe

Plastikmüll in den Ozeanen ist ein großes internationales Umweltproblem. Doch niemand fühlt sich für das Problem zuständig. Die Plastik-Katastrophe ist viel schlimmer und verheerender als ein Supertanker-Unglück.

Der Plastikmüll hat erhebliche Auswirkungen auf Meeres-Ökosysteme, denn Mikroplastikteilchen und ihre Zersetzungsprodukte sammeln sich und führen zu einer erheblichen Verdichtung in manchen Meeresregionen.

Plastikvergiftung durch Fisch und Meeresfrüchte

Die **Mikropartikel** und Plastik-Giftstoffe gelangen über die Fische und andere Tiere in die menschliche Nahrungskette. Es gibt schon jetzt 6-mal mehr Plastik als Plankton im Meer. Fische, Seehunde, Delfine, Wale, Muscheln, Garnelen, Krebse, Vögel und andere Meeresbewohner halten das Plastik für Plankton oder Nahrung und fressen es, bis sie satt und dadurch vergiftet sind. Einige ersticken dadurch oder verenden qualvoll. In Schottland hat man vor einigen Jahren einen verendeten Zwergwal am Strand gefunden – mit 800 Kilogramm Plastik im Bauch.

Plastik = Gefahr für Mensch, Tiere und Umwelt

Plastikmüll als winziges Kunststoffteilchen verschmutzt Flüsse, Meere und Küsten. Eine Vielzahl von Tieren nimmt diese Teilchen aus der Umwelt auf.
Fische und Tiere, die schadstoffbelasteten Plastikmüll fressen, leiden, nach einer US-Studie, an Leberschäden.

FAZIT:
Fische und Meeresfrüchte essen ist nicht so gesund wie die Medien propagieren, sondern sie sind eher ein „**Schadstoff-Endlager**“:

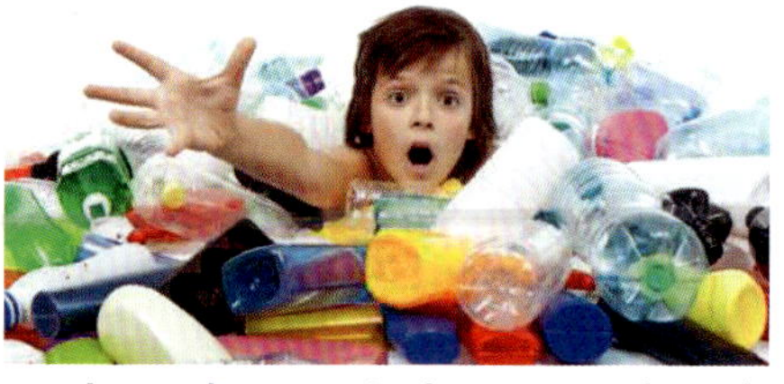

Je mehr man davon isst, desto kranker wird man durch Plastikchemikalien und Umweltgifte.
Im Blut schwimmen dann viele dieser kleinen Plastikteile, giftiger und krebsverursachender Chemikalien, Weichmacher, Flammschutzmittel, Schwermetalle, Quecksilber, DDT, Polyethylen, Polyvinylchlorid, polychlorierte Biphenyle, Biphenol A, Styropor, Fasern aus Fleece- und anderen Kleidungsstücken aus synthetischen Materialien.

Sogar im **Abwasser** von **Waschmaschinen** wurden bis zu 1900 kleinste Kunststoffteilchen pro Waschgang gefunden. All diese Giftstoffe, die sich **in konzentrierter Form** in Fisch und Meeresfrüchten befinden, lagern sich insbesondere beim Menschen in der Leber, Muskeln, Nerven, Binde- und Fettgewebe ab. Diese Umweltgifte machen uns krank, denn sie wirken wie Hormone, sind krebserregend und schädigen die Fruchtbarkeit. QUELLE: „Plastic Planet", „Welt der Wunder", dpa, www.feelgren.de

Gentechnologie + Wachstumshormone in Zuchtfarmen

„Weltweit werden 650 Millionen Kilo Zuchtlachs im Jahr produziert. Dieser Zuchtlachs wird mit 500.000 Tonnen Fischmehl gefüttert, und dieses Fischmehl wird aus 1,8 Millionen Tonnen pazifischen Kleinfischen hergestellt. Außerdem kommen immer mehr **genmanipulierte Turbolachse** auf den Markt, die doppelt so schnell wachsen, wie es die Lachse von Natur aus tun würden."

„Jährlich werden 130 Millionen Tonnen Meerestiere aus den Ozeanen gefischt. Die Bestände sind fast überall in der Welt heillos überfischt, die Fangerträge gehen zurück. Somit spielt die Zucht eine immer größere Rolle. Heute kommt ein Drittel des Weltfischfangs aus Aquakulturen, der kontrollierten Aufzucht in Becken oder Netzkäfigen. Doch diese Massentierhaltung hat auch ihren Preis. In Lachszuchten etwa drängeln sich mehr als eine halbe Million Fische in den Gehegen eines Zuchtbetriebs, weshalb dieser Edelfisch häufig auch als "**Huhn der Meere**" bezeichnet wird.

Die **Intensivhaltung** bedingt einen hohen Einsatz an Medikamenten und führt zu Fütterungs-Problemen: Weil etwa drei Tonnen Fangfisch gebraucht werden, um eine Tonne Zuchtfischfleisch zu gewinnen, hat sich die Fischindustrie zum Ziel gesetzt, das fischbasierte Futter zunehmend durch andere Eiweißlieferanten, wie Soja, zu ersetzen. Auch gentechnische Fischvergrößerungen sind keine Utopie: 35 verschiedene Fischarten wurden bis jetzt so verändert, dass ein ständig ausgeschüttetes **Wachstumshormon** sie schnell auf unnatürliche Größen bringt." QUELLE: Stuttgarter Zeitung 12/02

Sind Fische aus Fischfarmen gesünder?

Die Aquakultur ist ein weltweit stark wachsender Markt, der jährlich ca. 60 Millionen Tonnen Fisch liefert! Da diese Tiere durch die Gefangenschaft unter Dauerstress stehen, werden Medikamente zur Krankheitsvorbeugung ins Wasser geschüttet. Forellen, Karpfen und Lachse in Zuchtbetrieben werden vorbeugend mit Antibiotika behandelt. Außerdem bekommen sie als Futter Fischmehl-Produkte aus Abfällen der Fischindustrie, die oft Umweltgifte wie z.B. Polyethylen, Bisphenol A, Furanen, Dioxin uvm. in konzentrierter Form beinhalten.
Fischmehl-Produkte sind getrocknete und gemahlene Fische oder Teile von Fischen sowie Beifang aus der Hochseefischerei. Fischmehl wird als Futtermittel genutzt in der Aquakultur und als Beimischung in der Schweine- und Hühnerfütterung.
Das Verfüttern von Fischmehl an Rinder war wegen der BSE-Problematik in der EU verboten. Aktuell ist es wieder erlaubt, Fischmehl in der Kälber- und Lämmeraufzucht sowie in den Fischfarmen oder Aquakulturen zu verwenden.

Die Produktion von Fischmehl erfolgt aus Resten und Abfällen, die nach dem Filetieren von Speisefischen entstehen. In der jetzigen Zeit ist diese Industrie ein Zweig der Hochseefischerei, die bestimmte Fischarten zur Fischmehlgewinnung fängt, was zur Überfischung, Ausrottung einzelner Fischarten und zum Nachteil des Ökosystems führt.

„Dioxine werden in Stahlwerken, bei der Müllverbrennung, bei Waldbränden und auch in Abgasen von Autos freigesetzt. Fleisch, Fisch und Fischöl enthalten wesentlich mehr Dioxin als Gemüse, weil Dioxin sich im Fettgewebe der Tiere anreichert. Fischmehl darf zwar in Deutschland seit Ende 2000 nicht mehr ins Schweine- und Geflügelfutter gemischt werden, doch es bleibt auch weiterhin für die Fütterung von Zuchtfischen erlaubt. 10.000 Tonnen Fischmehl landen jährlich in Karpfen- und Forellenteichen.
Auf diesem Umweg kommt das Dioxin dann in angereicherter Form auf die Teller der Menschen.“ QUELLE: Focus 4/2001

Die Bezeichnungen, „aus kontrolliertem Fang" oder „aus delfinfreundlicher Fischerei" sind allerdings kein Zeichen für Bio.
Positiv bei der Bio-Alternative ist, dass sie strengere Richtlinien für Fisch und Meeresfrüchte haben: Es bedeutet mehr Bewegungsfreiheit für die Tiere durch kleinere Besatzdichten, artgerechte Haltung, genau vorgeschriebene Arzneimittelgaben, Ökofutter, Verbot von Gentechnik, Hormonen, Wachstumsförderern und kein Raubbau an der Umwelt: Gewässer und umliegende Ökosysteme sollen geschützt werden.
Aquakultur, egal welcher Form, bedeutet Leid, Stress und Tod für Fische.

»Alles, was der Mensch den Tieren antut,
kommt auf den Menschen zurück.«

Pythagoras (570-510 v. Chr.)

Fische möchten genauso wie wir, frei sein, leben und nicht leiden oder geschlachtet werden. Sie sind sehr sensible Lebewesen mit einem hochentwickelten Gehirn, wie ein Huhn oder Papagei, mit 58 Schmerzrezeptoren.
Sie leiden sehr bei der Schlachtung und dem Erstickungstod.
Die **Angst zu sterben** und die Schmerzen fördern eine starke Adrenalin-Ausschüttung: Die Stress-Hormone und die Schwingung von Angst und Schmerz bleibt gespeichert und wird beim Verzehr von den Menschen aufgenommen.
Außerdem sind Wenige, die Fisch essen, in der Lage, einen Fisch selber zu töten.

»Wer Fisch oder Fleisch isst, gibt den Auftrag zum Töten.«

Aus der geistigen Sicht, ist es nicht gesetzmäßig, Tiere zu schlachten und sie zu essen. Es bewirkt Disharmonien in unserer Seele, die für unsere geistige Evolution nicht fördernd sind.

»Es gibt nur eine einzige artgerechte Tierhaltung
für Tiere und dies ist die Freiheit!«

Fisch essen ist keine christliche Tradition! Es bedeutet Leid und Tod von Tieren

So mancher Mensch sagt, ich esse kein Fleisch. Wenn man ihn dann nach seinem Fischkonsum fragt, sagt er: „Den esse ich fast jeden Tag. Denn der ist ja auch gesund."

Mitschuld am **Leiden** der **Fische** hat auch die Institution Kirche, da der Fischkonsum ein Bestandteil der kirchlichen Feiertage und Traditionen ist, zum Beispiel freitags, während der Fastenzeit, an Weihnachten und Ostern. Weil man während dieser Zeiten kein Fleisch essen soll, definierte man einfach Fisch als Ersatz für Fleisch. Und seitdem gilt Fisch für Kirchenchristen, Mönche und Priester nicht mehr als Fleisch.

Viele Menschen sehen die Fische nicht als Lebewesen an wie sie es bei Schweinen, Rindern und Hühnern tun.
Warum? Da Fische nicht schreien können, wird angenommen, dass sie keine Schmerzen empfinden können.
Das **Mitgefühl** fällt also weg, und so essen Menschen, sogar manche, die sich als Vegetarier, Veganer oder Rohköstler bezeichnen, doch Lebewesen. Aber, wie schon gesagt, die katholische und evangelische Kirche lehrt ja, dass Fisch kein Fleisch ist und Tiere keine Seele haben.

Die Menschen müssen erkennen, dass sie durch ihren Fleisch- und Fischkonsum Lebewesen zerstören, die eine Seele haben – und dass sie damit auch ihrer eigenen Seele schaden.

Fisch und Fleisch essen fördert Depressionen und Angst

Fisch und Fleisch haben einen negativen Effekt auf die Psyche. In einer Studie von 1998 zeigte sich ein vermehrtes Auftreten von Angst und Depressionen bei Tier-Essern im Vergleich zu Vegetariern.
Durch Fleisch und Fisch essen wird die Schwingung der Tiere von Angst, Traurigkeit, Stress und Schmerz vom Menschen aufgenommen.

Leid und Umweltschäden durch Fischkonsum

Der Mensch, das größte Raubtier

„Die Deutschen verzehren ca. 1,3 Millionen Tonnen Fisch und Fischereierzeugnisse im Jahr, das sind ca. 15 kg Fisch pro Kopf. Die massenhafte Fischvernichtung auf See scheint davon auszugehen, dass in den Tiefen der Meere schon genügend Fische herumschwimmen und wieder nachwachsen. Doch genau das Gegenteil ist der Fall. Nach Angaben der F.A.O. gelten 50% aller Fischgründe als ausgeschöpft, ein weiteres Viertel als überfischt. Die Bestände mancher Arten sind um bis zu 80% zurückgegangen." QUELLE: Focus 47/2003

„Der **illegale Fischhandel** ist ein **Riesengeschäft**. Mehr als eine Milliarde Euro pro Jahr werden auf diese Art nach Schätzungen von Experten zwischen Russland und Japan umgesetzt – zur Freude der Fischkonsumenten, zum Schaden der Umwelt. Beim Genuss von Fisch will kein Mensch etwas davon wissen, dass wir mit unserem ungebremsten Appetit nicht nur die Fischgründe, sondern die gesamte Umwelt zerstören." Stuttgarter Zeitung 01/2004

Millionen von Fischen und Meerestieren sterben jedes Jahr durch Menschenhand

Fische sind Lebewesen. Doch der Mensch sieht sie nur als Nahrungsmittel. Bei Fischen spricht man nicht von Töten oder Schlachten, sondern man spricht zum Beispiel von der „Karpfen-Ernte". Jährlich werden über 200.000 Tonnen Karpfen produziert. Bayern allein produziert 6000 Tonnen!

In der Sprache der Menschen haben Fische gar ihre Individualität verloren. Sie werden nur noch in Tonnen beschrieben. So stammt ein Drittel aller Fische heutzutage aus Aquakulturen, die teilweise mit Beifängen der Hochseeflotte gefüttert werden. Das heißt: Andere Fischsorten, die nicht gewünscht sind, werden zu Fischmehl getrocknet, und damit werden die Aquakulturen gefüttert.

Eine andere Delikatesse, die „geerntet" wird, ist der Kaviar. Doch eines sollte man dabei nicht vergessen: Wer Kaviar ernten will, muss Störe töten. Den Stören wird der Bauch aufgeschlitzt, um ihnen die Eierstöcke zu entnehmen.
Fische und andere Meerestiere sterben oft langsamer und qualvoller als andere Tiere in den Schlachthöfen. Fische erleiden große Schmerzen - einen **Todeskampf** - wenn sie beim Angeln aus dem Wasser hochgezogen werden und am Haken weiter gequält werden. Der Erstickungstod beim Netzfang ist sicher sehr qualvoll. Die Fische und alle Meerestiere leiden, egal wie man sie aus dem Wasser fischt:

Angeln – Ein grausamer „Sport"!

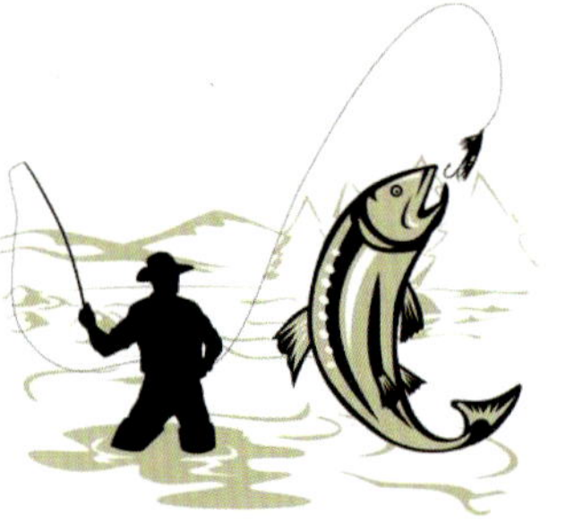

Fische leiden sehr, wenn sie an der Angelrute aus dem Wasser gezogen werden, der Mund durchbohrt von einem spitzen Haken.
Dass Fischen ein grausamer „Sport" ist, ist nichts Neues, wenn man sich vergegenwärtigt, wie sich die Opfer an der Angel zu Tode zappeln oder am Ufer ersticken oder erschlagen werden. Der Todeskampf der Fische kann mehrere Stunden dauern. Oder glauben sie, dass Fische nichts spüren, nichts empfinden, nur weil sie keinen Laut von sich geben?

Gefangen im Netz – Ein langsamer Tod!

„Erstickt und erdrückt unter dem Gewicht von mehreren hundert Fischen. Auch bei Netzfang ist der Erstickungstod sicher sehr qualvoll. Ein langsamer Tod. Für den Lachsfang sind Stellnetze üblich, in denen die Fische mit den Kiemen hängen bleiben und ersticken. Die Tiere verenden in den Netzen oder ersticken an Bord. Vor dem Schlachten sollten die Lachse betäubt werden. Manchmal geschieht das durch einen Schlag auf den Kopf. In Lachsfarmen werden sie in Eiswasser mit Kohlendioxid „betäubt": Danach werden die Lachse durch einen Kiemenschnitt geschlachtet."

QUELLE: Stiftung Warentest 1/2005

Durchbohrt mit Harpunen
Das Verbrechen gegen die Wale und Haie

„Mit Harpunen oder Haken gejagt: Wale, Thunfische und Millionen von Haien. Wale sind intelligente friedliche Säugetiere und werden mit Explosiv-Harpunen gejagt!
An Amerikas Küste schwimmen Haie immer näher an den Strand, weil ihre Beutegründe überfischt sind.
Es gibt ca. vier Todesfälle jährlich durch Hai-Angriffe.
Das Raubtier „Mensch" aber tötet 100 Millionen Haie im Jahr, oft auf sehr grausame Weise.
In bestimmten Ländern, z.B. Spanien, werden Thunfischbänke mit mehreren Fangschiffen in ein großes, viereckiges Netzfeld getrieben, das immer enger gestellt wird, und die Fischer holen dann die großen Thunfische mit scharfen Haken aus dem Wasser. Das Wasser ist in diesem Netzfeld rot gefärbt. Oft sterben dabei viele Delphine bei diesem blutigen Massaker."

QUELLE: Natur & Kosmos 10/02

Lebendig in den Topf – Ein grausamer Tod!

Hummer, Langusten und andere Schalentiere werden lebendig ins kochende Wasser geworfen. Es dauert mehrere Minuten, bis sie tot sind. Ein grausamer Tod!

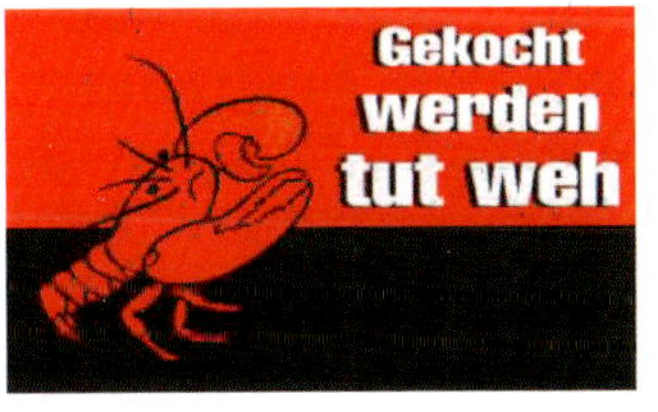

Der Beifang = Tod und Leid für andere Meerestiere

„Riesige Fangflotten, spezialisiert auf jeweils einige wenige Fischarten, sondieren mittels Hightech den Aufenthaltsort von Fischschwärmen und greifen alles ab, was in ihren Maschen hängen bleibt. Natürlich wird nicht nur der Ziel-Fisch gefangen, sondern so genannter „Beifang" wie z.B. kleine, junge Fische und Meerestiere, die unbeabsichtigt in die Netze gelangen, Meeresschildkröten, Delfine, Robben, Haie oder nach Fischen tauchende Vögel. Sie werden an Bord geworfen und nach einem jämmerlichen Erstickungstod als Müll zurückgeworfen oder verenden bereits in den Netzen. Die gewünschte Sorte Fisch wird noch an Bord, in der Regel bei lebendigem Leib, „verarbeitet".

Der Großteil des Beifangs wird meist tot oder verletzt zurück ins Meer geworfen. Über 130 Millionen Tonnen gefangene Fische pro Jahr bedeuten mehr als 25 Millionen Tonnen Beifang.

QUELLE: Natur & Kosmos 8/02

Die Dynamit-Fischerei

„Ein Tourist berichtet, dass im Mai an der Westküste der Insel Karpathos (Griechenland) täglich durchschnittlich 5 Mal die Explosionen zu hören waren. Die Dynamit-Fischerei sei stillschweigend von der griechischen Regierung geduldet. Die Fische sterben durch die starke Schall- und Druckwelle. Die Tiere, die tot an der Wasseroberfläche schwimmen, werden eingesammelt."

QUELLE: Natur & Kosmos 10/2002

Umweltbelastung durch Aquakulturen

„Vor allem die Lachsfarmen in Schottland und Chile stehen wegen der ökologischen Schädigung ganzer Küstenbereiche in der Kritik. Das Wasser wird durch Futterreste, Kot und Schwermetallrückstände aus den Anstrichen der technischen Anlagen oftmals derart verseucht, dass sich zentimeterdicke Abfallschichten auf dem Boden ablagern. Auch die Fische selbst können von zweifelhafter Qualität sein."

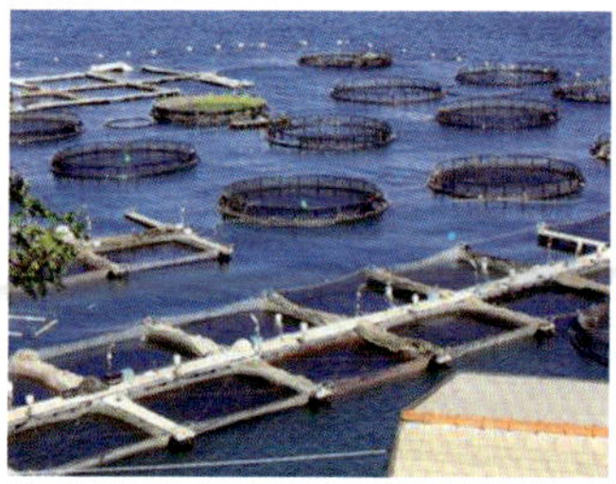

QUELLE: Stern 07/2005

Die Erbsünde der Fischerei

„Die Fischindustrie fischt nicht nur die Meere leer, sie greift sogar in die **Evolution** ein:
Weil meist nur kleine Fische durch die Netze schlüpfen können, um sich dann noch zu vermehren, züchtet der Mensch ungewollt Bestände heran, in denen die Tiere genetisch bedingt eher klein und frühreif sind. War beispielsweise ein Kabeljau vor 60 Jahren im Schnitt noch 95 Zentimeter lang, erreicht er heute nur noch 65 Zentimeter. Einen Großteil dieser Veränderungen führen die Forscher auf **genetische Anpassung** der Tiere an die **Fischerei** zurück."

QUELLE: Natur & Kosmos 01/2005

Fische sind auch Tiere!

Die Menschen sollten ihr Mitgefühl für das eigene Haustier auf alle Tiere ausdehnen und somit aufhören, sie zu essen, in diesem Fall auch die Fische. Eine vegane Ernährung ist ein guter Beitrag gegen den Krieg und für den Frieden auf dieser Erde. Tiere führen keine Kriege.
Tiere vernichten nicht die Natur und ihre Lebensgrundlage.

Wer sich friedfertig ernährt, keine Tiere tötet und die Natur achtet, wird sensibel, auch für seine Mitmenschen und trägt dazu bei, dass es in dieser Welt besser wird.
Fische leiden vielleicht für unsere Ohren stumm, aber ihr Tod ist äußerst grausam. Wem sich jetzt das romantische Bild des Sportfischers aufdrängt, der sollte vielleicht versuchen sich vorzustellen, wie sich wohl ein Angelhaken anfühlt, der sich durch die eigene Unterlippe bohrt.

Gefangene Fische ersticken qualvoll, haben Schmerzen durch den Druckabfall, durch den nicht selten auch ihre Schwimmblase reißt, sie werden zertreten, erschlagen und den meisten wird auf den großen Fangschiffen noch lebend der Bauch aufgeschnitten. Große Schleppnetze machen den Meeresboden zu einer „Unterwasserwüste".
Viele Menschen von heute fühlen intuitiv, dass Tiere keine Gegenstände sind, sondern beseelte Wesen, die ähnlich fühlen wie wir Menschen und deshalb nicht mehr auf unseren Speiseplan gehören.
Die meisten Menschen werden schon einmal Liebe zu einem Tier gespürt haben – sei es als Kind, sei es zu einem Haustier, das mit uns lebt. Und sie haben gespürt, dass das Tier ihnen Liebe entgegenbringt.
Tiere möchten unsere Freunde sein, mit uns in Frieden leben und geliebt werden.
Wer die Bilder vom Leid der Tiere in sein Herz einlässt, müsste eigentlich dadurch schon zum Veganer werden.
Der Fischkonsum hat keine gesundheitlichen Vorteile und ist genauso schädlich wie der Fleischkonsum.

Fisch ist schon lange nicht mehr gesund, ja sogar zum Teil hochgradig gesundheitsschädlich, wenn man neueste wissenschaftliche Studien, hinsichtlich der Schadstoffbelastung von Meerestieren berücksichtigt.
FAZIT: Fisch ist, genauso wie Fleisch und Wurst, ein ernährungsphysiologisch „**überflüssiges Nahrungsmittel**", das mit erheblichen gesundheitlichen Risiken behaftet ist.
Durch eine Fleisch- und Fisch-lose-Kost wären die Menschen gesünder und unser „krankes" Gesundheitssystem könnte Kosten sparen, durch die Vorbeugung vor teuren Zivilisationskrankheiten und ihren Folgen. **Kosten** in unserem Gesundheitssystem **sparen**, durch eine vegetarisch vegane Ernährung - keine schlechte Idee, oder?

Omega-3-Fettsäuren aus pflanzlichen Quellen

Fettsäuren sind ein Bestandteil der in Nahrungsmitteln vorkommenden Fette. Mehrfach ungesättigte Fettsäuren sind wichtige Bestandteile der Zellwände im Körper, insbesondere im Gehirn, Nervenzellen, Netzhaut. Diese Fettsäuren halten die Zellmembranen intakt, transportieren Fette innerhalb des Körpers und sind wichtig für die Bildung von Prostaglandinen (wichtige hormonartige Substanzen).

Aus Omega-3-Fettsäuren werden entzündungshemmende Eicosanoide gebildet: Sie erweitern Blutgefäße und mindern hohen Blutdruck, verbessern die Blutfett-Konzentrationen und Fließeigenschaften des Blutes. Alpha-Linolensäure und deren Derivate EPA und DHA fördern den Abbau von Blutfetten, hemmen entzündliche Prozesse bei rheumatoider Arthritis und Psoriasis und wirken als Immunmodulatoren.

Viel besser als die tierischen sind die pflanzlichen Quellen!
Viele davon beinhalten die Alpha-Linolsäuren, den pflanzlichen Vorläufer der Omega-3-Fettsäuren:

- Leinöl, Leinsamenöl, Rapsöl, Distelöl, Schwarzkümmelöl.
  Diese Öle dürfen aber nicht erhitzt werden, weil ansonsten die Linolsäuren zerstört werden.
- Leinsamen, Chia-Samen, Walnüsse, Postelein, dunkelgrünes Blattgemüse, Avocado, Edelkastanien.

Fische sind unsere Freunde, kein Essen

Fische sind intelligente Lebewesen

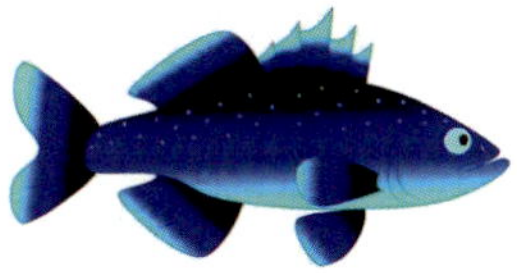

In einer kürzlich erschienenen Ausgabe von „Fish and Fishery", die sich dem Lernen widmete, wurden mehr als 500 wissenschaftliche Dokumente zur Intelligenz von Fischen zitiert, die belegen, dass Fische klug sind, Werkzeuge benutzen können und über ein eindruckvolles Langzeitgedächtnis sowie ausgeklügelte Sozialstrukturen verfügen.
Es wurde eine 2½ Jahre dauernde Studie durchgeführt, die doch tatsächlich nachwies, dass **Fische fühlen**, dass Fische auch Schmerz empfinden, genau wie alle anderen Tiere.
Zwar scheinen sie so ganz anders zu sein als wir, doch Fische sind tatsächlich **kommunikative** und **sensible Tiere**.
Fische sind ganz wundervolle Kreaturen von individueller Persönlichkeit und mit Eigenschaften, über die die meisten Menschen leider nur wenig wissen.
Sie kommunizieren miteinander, bilden Gemeinschaften und trauern, wenn ihre Gefährten sterben.

Fische verständigen sich untereinander unter Verwendung einer ganzen Palette von **Niederfrequenz-Geräuschen** - vom Summen und Schnalzen bis hin zum Jaulen und Wimmern. Diese Geräusche, die der Mensch nur mittels spezieller Instrumente wahrnehmen kann, drücken Verhaltensmuster wie Werbung, Alarm oder Unterwerfung aus.
Pumpen und Filter, wie sie in vielen häuslichen Aquarien notwendig sind, stören diese Kommunikation leider sehr.
"Wir unterbrechen die Kommunikation der Fische, und wenn es ganz schlimm kommt, treiben wir sie damit sogar in den Wahnsinn", meint dazu der Fischfachmann Phillip Lobel.
Die meisten Fische genießen ein Leben in der Gemeinschaft und entwickeln spezielle Beziehungen zueinander.
Eine südafrikanische Publikation dokumentiert die Beziehung zwischen Blackie, einem Goldfisch, der an einer Deformation litt, die es ihm fast völlig unmöglich machte zu schwimmen, und Big Red, dem größeren Fisch, der mit ihm das Aquarium teilte.

Jeden Tag nahm Big Red Blackie Huckepack und schwamm mit ihm umher, und wenn sie gefüttert wurden, transportierte Big Red seinen Freund an die Oberfläche, wo sie dann gemeinsam aßen.
In ihren Beziehungen mögen Fische Berührungsimpulse, und so reiben sie sich oft sanft aneinander. Und Fischer berichten von Freundschaften mit Fischen, wenn sie diesen leicht die Stirn rubbeln. Sie haben herausgefunden, dass die Fische sie dann erkennen und sich ihnen regelmäßig nähern.

QUELLE: Peta "Fische sind Freunde, kein Essen"

Fische empfinden Schmerzen

Zwar können Fische Schmerzen und Leiden nicht immer auf eine Art und Weise ausdrücken, die Menschen leicht erkennen können, aber der gesunde Menschenverstand sowie eine vor kurzem veröffentliche Studie sagen uns, dass Fische Schmerzen empfinden.
Dr. Donald Broom, Professor für Tierschutz an der Cambridge University, kam mit seinen Forschungen zu dem Ergebnis: „Das **Nervensystem** von Fischen ist praktisch dasselbe, wie das von Vögeln und Säugetieren."

Folgende dpa-Meldung vom 30.04.2003 müsste eigentlich das Gewissen von Fischessern, Fischern und Anglern wachrütteln, vor allem auch von so genannten „Sportanglern":

„In einer Studie des Roslin Institutes der Universität Edinburgh wurden am Kopf der Regenbogenforelle 58 Schmerzrezeptoren entdeckt. „Die Kriterien für tierischen Schmerz sind erfüllt" sagt der Wissenschaftler Lynne Sneddon.
Fische haben wenig Möglichkeiten, Schmerz auszudrücken. Daher wurde oft angenommen, dass sie kaum Schmerzen verspüren.
Die britische Studie widerlegt nun diese Annahme. Tierschützer bedauern allerdings, dass Tiere für diese Studie leiden mussten (Peta-Direktor Carr). Dieses Leiden hätte allerdings einen Sinn gehabt, wenn jetzt erste Konsequenzen folgen würden, z.B. Verbot des Sportangelns bzw. freiwilliges Aufhören der Angler; weniger oder keinen Fischverzehr."

QUELLE: Studie der Universität Edinburgh - Roslin Institutes

Zitate bekannter Vegetarier zum Thema Fisch

Franz Kafka (beim Betrachten von Fischen in einem Aquarium):

»Nun kann ich euch in Frieden betrachten;
ich esse euch nicht mehr.«

Claire Maturro

Der Tag, an dem einen Lachs mir zu denken gab!

„Mein Mann und ich waren im Staat Oregon in den USA und sahen Lachse, die die „Fischleiter" am Bonneville-Damm des Columbia River hochstiegen. Mit absoluter Entschlossenheit und Energie kämpften sie sich über den riesigen Damm, der ihnen in den Weg gebaut worden war auf ihrer Route zu den alljährlichen Laichplätzen. Ich war fasziniert von ihrer Stärke und Schönheit.

Später fanden wir uns an einem Platz wieder, an dem Fischleitern die Lachse in überfüllte Schleusen umlenkten, wo sie die Schlachtung erwartete. Es handelte sich um eine Verarbeitungsanlage.

Wir sahen mit Grauen zu, wie man diese wundervollen, starken Fische packte und sie bei lebendigem Leibe ausweidete. Einem Lachs gelang es, rückwärts zu springen, und er versuchte verzweifelt, wieder in Richtung Fluss zu schwimmen. Doch ein Mann schnappte ihn, schlitzte ihm den Bauch auf, nahm ihm die Eingeweide heraus und warf ihn – noch immer zuckend – in eine Schubkarre mit anderen toten und sterbenden Fischen.

Bis zu diesem Zeitpunkt war ich einer dieser „Hybrid-Vegetarier" gewesen, der zwar kein Rind, Schwein oder Geflügel aß, wohl aber Fisch.
Und plötzlich traf es mich wie ein Schlag:
Fische verdienen, ihr Leben zu leben und nicht gebraten oder gekocht zu werden, weil es mir schmeckt.
Ich brauche es wohl nicht extra zu betonen:
Ich esse seitdem keinen Fisch mehr."

Joaquin Phoenix

Der Schauspiel-Star aus dem Film Gladiator war erst 3 Jahre alt, als er beschloss kein Tier mehr zu essen.

„Meine Familie und ich waren auf einem Boot, um zu angeln. Als wir einen Fisch fingen, wand sich dieser hin und her, dann wurde er an die Bordwand geknallt.
Es war ganz klar: So gehen wir mit Tieren um, die wir essen. Lebensfrohe Geschöpfe kämpfen um ihr Leben, um dann gewaltsam den Tod zu finden.
Ich erkannte das genauso wie meine Geschwister."

„Fische haben ein Nervensystem und können Schmerzen wie wir erleiden. Der Erstickungstod ist sicher sehr qualvoll. Inzwischen werden weltweit 60 Millionen Tonnen Fisch in so genannten Aquafarmen auf engstem Raum unter Einsatz von Medikamenten und Chemikalien gezüchtet.

Das Argument, Fische seien gesund, ist also auch nicht zutreffend. Fische sind stark mit Quecksilber, Dioxinen und anderen Umweltgiften belastet."

„Tierrechte sind ein Teil meines täglichen Lebens.
Wenn du beispielhaft lebst, entwickelst du einen gewissen Grad an Bewusstsein.
Freunde von mir - Leute, mit denen ich nie diskutiert habe über Tierrechte oder Vegetarismus - übernehmen vegetarische Essgewohnheiten, weil sie es sehen."

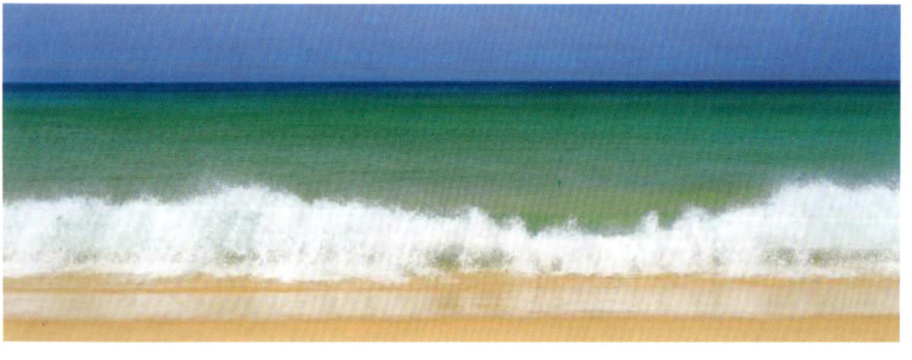

ZIEL dieses Buches ist, das Leid von Millionen Fischen und Meeresbewohnern zu verringern und ihnen eine Stimme zu geben.

JOHN FOX

DIE JUNGS AUF DER KLIPPE

JOHN FOX

DIE JUNGS AUF DER KLIPPE

BRUNO GMÜNDER
TASCHENBUCH

BGT 4
Aus dem Amerikanischen von Torsten Faßbach

Leuschnerdamm 31, D-10999 Berlin

Originaltitel: The Boys on the Rock

Foto: Howard Roffman
Covergestaltung: Stefan Adler
Druck: Nørhaven, DK-Viborg

ISBN 3-86187-304-4

1

TOMMY hat zwei verschiedene Beine; das eine davon ist kürzer und dünn wie eine Geländerstange. Als Kind hatte er Polio, aber ich kann nicht sagen, woher ich oder sonstwer das weiß, weil keiner ihn je darüber hat reden hören und andere, wenn sie sich darüber unterhielten, so leise flüsterten, als stünde er nur drei Schritt entfernt, obwohl weit und breit nichts von ihm zu sehen war. Er hat solche rechteckigen Kinnbacken mit Muskeln, die dauernd vortreten und sich wieder entspannen, sobald er sich über sein Bein ärgert, und das ist ziemlich oft der Fall. Zuletzt läßt er seine miese Laune dann immer an Lorraine aus, auf der ihre Riesentitten er ja so abfährt und die ein großes, schlankes Mädchen ist, fast so groß wie ich, und das, wenn es seine Brille abnimmt, um sie zu putzen, mit seinen Augen in fünf verschiedene Richtungen schaut — man selbst inbegriffen, — aber manche finden sie irgendwie hübsch.

Sie hatte echt ein großes Herz. Wegen Tommys Bein z.B. verkaufte sie an ihrer Schule Erfrischungen. Und weil Tommy, anders gesagt, wegen dieses Beines auch nie tanzen geht, sah man die beiden immer eng umschlungen, er mit seinem Kopf ganz in ihren Busen vergraben, auf einem Klappstuhl hinter dem Erfrischungsstand, und wer Durst hatte, Junge, der sollte es lieber gleich vergessen. Nur ganz wenige versuchten, näher mit Tommy in Kontakt zu kommen, und jeder fragte sich, was in Dreiteufelsnamen nur Lorraine an ihm finden mochte; der Kerl war doch der reinste Kotzbrocken.

Als Tommy am Sonntag vor zweieinhalb Monaten in seinem Hinterhof eine Geburtstagsfete gab — er wurde siebzehn —, waren jede Menge Bekannte, Verwandte und andere Leutchen gekommen. Es war ein besonders schwüler, dunstiger Tag, aber alle aßen, tranken und amüsierten sich. Wir kriegten ziemlich einen in die Krone, und zuguterletzt beschlossen Tommy, Lorraine, ich, mein Freund Joey, dessen Freundin Roxanne und ein Mädchen namens Sue, mit dem ich, nach allgemeiner Einschätzung, so quasi „ging", — wir beschlossen, das sogenannte *Neck Inn* zu besuchen, diese Kneipe unter der Brücke, an der Spitze vom *Throgs Neck,* die eine Rockband hat und wo man tanzen, saufen, rumhängen und sich gehenlassen kann. Auch wer unter achtzehn ist, kommt ziemlich leicht dort rein. Denn ich bin erst sechzehn. Ich habe eine gefälschte Ausschankkarte, nach der mich kein Schwein je gefragt hat, nicht mal, als wir zum allerersten Mal dorthin gingen, vielleicht weil ich relativ groß bin. Weil Joey den Straßenkreuzer seines Vaters nehmen durfte, diesen gebrauchten Impala, fuhr *er*. Rechts neben ihm saß Roxanne, die ihn unter ihrer Masse halb begrub, neben ihr wiederum diese Sue, mit der ich nach allgemeiner Einschätzung so quasi „ging", und dahinter — die Knie so dicht unters Kinn gezogen, daß ich sie mit meiner Zunge praktisch hätte berühren können — ich selbst. Der Vordersitz war nämlich ganz weit zurückgeschoben, damit Joeys Bauch unter den Lenker paßte, Joey ist richtig fett.

Sue also wirft ihre Haare mit einer Hand zurück, daß sie über die Lehne fallen und mir zehn Zentimeter vor der Nase flattern, während Tommy und Lorraine schwitzend und mit voller Power links neben mir ihre „Uuh, ich liebe dich"-Nummer abziehen. Wirklich, Lorraines Haare flattern und fliegen überall herum, z.B. mir ins Gesicht.

Tommy und Lorraine gehen schon seit der Pubertät miteinander und haben sich mit vierzehn verlobt. Mir ist noch nie einer untergekommen, der sich so früh verlobt hat, und nach allem, was ich weiß, hatten die beiden bis zu dieser Nacht nach Tommys Party auch noch nie mit jemand anderem Sex. Man konnte sich's an fünf Fingern abzählen, daß sie unentwegt rumfickten, und wenn man sich's wirklich nicht selber ausrechnen konnte, ließen sie's einen merken. Man mußte nur oft genug was mit ihnen unternehmen. Sie redeten, meckerten oder zankten sich mit wahrer Wonne über Sachen wie Geburtenkontrolle, die Pille, die Periode oder Pariser — lauter Dinge, mit denen ich mich irgendwie nicht anfreunden kann. Man steckte gerade mitten in einem Gespräch mit ihnen, stand zusammen an der Ecke, hockte auf einer Bank im *Pelham Bay*-Park oder saß auf dem Rücksitz eines Autos, und plötzlich legten die beiden mit voller Power los, d.h. Tommy fiel über diese Titten her, Lorraine warf ihre Haare stöhnend in der ganzen Gegend rum, z.B. jemandem ins Gesicht, sagte „Uh Tommy uh Tommy ich liebe dich ich liebe dich", und mit einemmal ging's los, das Zischen, das Meckern oder das Zanken über eins dieser brillanten Themen wie oben erwähnt. Entweder sie trieben es auf Schritt und Tritt oder sie hatten sich in den Haaren. Eins von beidem.

Obwohl es bis zum *Neck Inn* nur circa fünfzehn Minuten dauert, gab es zwischen Tommy und Lorraine mal wieder Stunk, und Tommy weigerte sich, einen Fuß in das Lokal zu setzen. Joey und Roxanne gingen einfach hinein, und ich sagte dieser Sue, sie könne ruhig auch mit, wir würden gleich nachkommen, während Tommy anfing, fluchend und steinchenkickend über den Parkplatz zu humpeln. Was er Lorraine dabei zuschrie, war wegen dem Lärm oben auf der Brücke nicht zu verstehen.

Jedesmal, wenn sie Streit hatten, beschimpfte er sie mit schmutzigen, ungerechten, beleidigenden Namen, bis sie mir heulend in die Arme rannte, falls ich als Tröster zur Stelle war. „Tommy liebt dich wirklich; er ist nur eifersüchtig, weil er einen Minderwertigkeitskomplex hat — Mensch, Lorraine, du und ich, wir wissen doch, daß er eigentlich ein verdammt netter Kerl ist." Dann trafen sie sich auf halbem Wege, und alles war Friede, Freude, Eierkuchen. Später kam Tommy dann immer zu mir, und wir quatschten über alles und jedes, bloß nicht über ihn und Lorraine. Aber man sah, daß er mir dankbar war, weil mein gutes Zureden — was ich genau sagte, wollte er gar nicht wissen — Lorraine und ihn wieder zusammengebracht hatte.

Darum setzte ich aufs Stichwort ein und spielte mit Lorraine mein übliches Getue durch — Tommy ist doch'n prima Kerl er ist nur eifersüchtig — woraufhin sie zu flennen aufhörte und ihm nachlief; aber diesmal drehte er sich nicht um und kam ihr auf halbem Weg entgegen. Ich sagte mir, so in einer Minute würde er sich schon rumkriegen lassen und ging hinein, wo Sue und Roxanne bereits zusammen tanzten, während Joey mit ein paar gemeinsamen Bekannten von uns an der Theke herumhing. Ich setzte mich zu ihnen, und wir soffen und protzten in diesem dunkelroten Schummerlicht.

Schließlich kamen auch Tommy und Lorraine. Sie gingen ans andere Ende der Bar und bestellten sich was zu trinken. Ich winkte ihnen, sie sollten doch rüberkommen, aber sie rührten sich nicht. Ein Mädchen neben Tommy stand auf und überließ ihm einen Hocker. Lorraine warf oder vielmehr schnippte mir einen Blick zu. Dann drehte sie sich um und sah nur Tommys Hinterkopf. Sie spülte ihren Drink grimmig runter und flüsterte ihm etwas ins Ohr, worauf er aber nur eine wegwerfende Handbewegung machte, als ginge ihm ihr Geschwätz furchtbar auf die Nerven, wo er sich doch auf etwas wirklich Wichtiges zu konzentrieren hätte; dabei sah er ja bloß zu, wie der Barkeeper Gläser spülte, Drinks zubereitete, Wechselgeld suchte, Leuten die Jacken abnahm und sie in dieses wuchtige Gebälk über der Theke stopfte, das dem Lokal etwas Western- oder Gutshof-Mäßiges oder weiß ich was verleihen soll. Lorraine warf mir wieder ein Top-Secret-Blinzeln zu, und ich ging nach drüben. Da stand ich also, und Tommy drehte sich nicht einmal um. Als unsere Blicke sich im Spiegel begegneten, sah er nach unten und führte sein Glas an die Lippen. Lorraines total verbissenes Gesicht geht mittlerweile zwischen mir und Tommy hin und her, als versuchte sie, zu einem Entschluß zu kommen.

Da sagt Tommy über seine Schulter: „Warum tanzt du nicht mit Billy?“ Bei Tommy weiß man nie so genau, ob er sauer ist oder was. So, wie er es sagte, klang es wie eine höfliche, freundliche Frage.

Ich entgegnete: „Meinst du das auch ernst?“, aber gleich kam ich mir reichlich dämlich vor, denn Lorraine und ich hatten schon oft zusammen getanzt, ohne daß jemand seinen Segen dazu geben mußte. Er sagte nichts. Also gingen wir auf die Tanzfläche. Es war was Langsames, und sie schien sich irgendwie heimlich mit Tommy zu verständigen, denn er kriegte eine

Stinkwut im Gesicht, schwenkte sein Bein hin und her und funkelte uns mit diesen spielenden Kinnbacken an. Lorraine schmiß sich ganz aufdringlich an mich ran, hielt mich mit Pranken fest, daß mir der Atem verging, und ich sage, weil sie mir ihren Drink, den sie gleichzeitig zu halten versucht, über den Rücken schüttet: „Ähm, hör' mal. Lorraine, warum gehst du nicht wieder zu Tommy? Ich hab' keine Lust mehr zu tanzen."

„Zu dem bringen mich keine zehn Pferde", erwidert sie.

„Warum?"

„Ich kann ihn nicht mehr leiden. Von mir aus kann er tot umfallen." Sie nuschelt das so irgendwie.

„Och, komm', das meinst du doch nicht so."

„Und ob ich das so meine!" Und weil sie mich dabei noch fester an sich ranzieht und mir nochmal was von ihrem Cocktail auf den Rücken schwappt, schüttele ich sie ab, packe sie am Arm und sage: „Ich glaube, das war keine so gute Idee, Lorraine. Warum gehst du nicht wieder hin, ehe ihm einer von seinen Kiefermuskeln reißt oder so?"

Aber sie blieb stur, und ich trat also auf ihn zu, während er wie ein Irrer mit dem Bein schaukelt und seine Kiefermuskeln schon durch das ganze Lokal springen wollen. Da sagt er: „Du mieser kleiner Verräter du, was schmeißt du dich eigentlich auf der ganzen verdammten Tanzfläche so mies an meine Freundin ran, meine Verlobte?"

„Hört' mal, ich glaube, ihr benehmt euch da beide ziemlich komisch", sage ich, „und ich lege keinen Wert darauf, bei euren Scheingefechten in der Mitte zu stehen."

Er, sofort, will sich von seinem Barhocker auf mich stürzen, holt aus, um mir eine zu scheuern, verliert die Balance und gewinnt sie wieder, während ich, weiß der Geier wieso, selber aushole und er sich duckt, daß ich ihn verfehle. Anders gesagt: wir waren ganz schön knülle. Ein Rausschmeißer kam auf uns zu und sagte, wenn wir uns nicht abkühlten, würde er uns an die Luft setzen. Tommy stülpte seinen Drink hinunter und zog ab.

Joey und Roxanne kriegten von alledem nichts mit, weil sie in irgendeiner Ecke zugange waren, und Lorraine oder Sue konnte ich nirgends entdecken, bis Sue — die, mit der ich so quasi „ging“ — aus dem Damenklo kam und sagte, daß Lorraine drinnen flennte. Mit Sue hinter mir bestellte ich mir an der Theke mein millionstes Bier für heute. Sue wurde von einem Typen aufgefordert. Sie sah mich an, ich nahm einen Schluck Bier, und sie schwirrte mit diesem Typen auf die Tanzfläche. Ich sah, wie er ihr seine Hände auf den Arsch legte und Sue gegen seinen Schwanz drückte. Dabei knabberte er ihr auch so irgendwie an den Ohren und am Gesicht, und sie warf den Kopf zurück, damit er auch den Hals nicht ausließ. Lorraine kam aus der Damentoilette, kuschelte sich mit ihren Titten so irgendwie an mich ran und sagte, sie liebe *mich*, nicht Tommy, und wollte mit mir Liebe machen und alles. Über das ganze Gesicht laufen ihr Tränen, und dann höre ich wie aus dem Nichts: „Ich hoffe, ich komme nicht ungelegen.“ Das kam von Sue. Sie hat die Hände in ihre Hüften gestemmt, und ich schwöre, sie stampfte ungehalten mit ihrem Fuß. Sie brauchte bloß eine Stecknadel. Zu meiner Bierflasche gewandt, sage ich „Ich will hier raus“ und kippe sie runter, und gleichzeitig rufen Sue und Lorraine „Ich auch“. Sie sehen sich an.

Joey und Roxanne waren noch immer in ihrer Ecke, und obwohl es nicht aussah, als wollten sie gehen, bin ich zu ihnen hin und fragte Joey, ob er uns heimfahren würde, aber weil er ohne seine Lippen von Roxannes Mund zu lösen, nur „Nein“ murmelt, rief ich ein Taxi.

Alle drei, ich in der Mitte, stiegen wir ein. Der Chauffeur fragte uns mit den Augen im Rückspiegel, wohin, und mein Mund sagte Sues Adresse. So fuhren wir los, während Sues Körper sich links und der von Lorraine rechts neben mir entspannen, und es dauerte eine Ewigkeit. Als wir bei ihr ankamen, knallte Sue die Tür des Taxis zu und rannte geradewegs ins Haus. Die Netztür schepperte, das Licht auf der Vortreppe ging aus, und als nächstes erinnere ich mich nur, wie ich mit Lorraine aus einer Riesenpulle *Colt* soff und wir dabei in den Park schwebten. Es war schwül, und im ganzen Park herrschte dicke, graue Nacht.

Lorraine quasselte mit einer Meile pro Minute über Tommys Leichtsinn und daß er ihre sexuellen Bedürfnisse nicht genügend befriedigte und all sowas. Im *Rice*-Stadion fegten wir die Splitter auf den Stufen weg und setzten uns. „Billy, du bist so sexy und so hübsch“, sagte sie, noch immer ganz nuschelig, „und so gescheit auch.“ Sie saß direkt rechts neben mich gelehnt und hielt mich am Arm. Ich beobachtete die feuchten gelben Ringe, die um die Lampen pulsierten und sich jedesmal, wenn ich zwinkerte, veränderten.

Sie fing an, streichelnd und reibend an meinen Schenkeln zu fummeln. „Du bist so groß und schlank“, sagte sie. „Du hast so lange Beine.“ Ich nahm einen Schluck Bier, und als sie anfing, in meinem Ohr zu lecken, sagte ich, sie sollte das sein lassen. „Aber Billy, ich liebe dich doch, ich liebe dich“, antwortete sie.

„Hör' schon auf“, sagte ich, „du liebst doch Tommy“, und schob ihre Hand von meinem Knie.

„Stoß' mich nicht fort.“

Obwohl ich schon sternhagelvoll war, trank ich weiter Bier. Sie legte ihre Hand wieder auf meinen Schenkel, massierte mir langsam den Schwanz, und langsam ging mir einer hoch. Als nächstes erinnere ich mich, wie wir in dem wilden Teil des Parks waren, wo sich eine riesige Wiese zu einer Steinmauer runtersenkt, die das Wasser eingrenzt. Mit anderen Worten: eine sehr romantische Szenerie. Auf City Island funkelten die Lichter, Sterne blinkten am Himmel, ein Mond schien klar und gelb durch den Dunstschleier, und der mächtige Kastanienbaum stand ruhig im blauen Lichtschimmer neben dem Wasser. Ab und zu brummte auf der Watt Avenue, nicht weit von meinem Zuhause, ein Auto vorüber.

Wir legten uns ins Gras. Sie fing an, mir den Gürtel aufzuschnallen, und ich, ihr die Bluse aufzuknöpfen. Langsam begannen meine Hände die Titten zu erforschen, auf die Tommy so abfährt. Wir zogen uns so quasi zur Hälfte aus, und sie spreizte mit wehenden Haaren die Beine und begann mich zu reiten wie ein Cowgirl. Sie schrie und sagte manchmal „Uh Billy uuh Billy“, dann wieder „Uh Tommy uuuh Tommy“ oder auch „Uhh Tommy ich meine Billy“ — so heiße ich nämlich —, und ich fragte mich bloß, was Tommy an diesen Titten so toll fand. Ich achtete nicht mehr auf Mond und Sterne, sondern bemerkte hier und da alte Zeitungsfetzen, Bierdosen und allen möglichen Krempel, der so herumlag. Ich fühlte mich beschissen. Ich wollte hier raus — eine von diesen Situationen, wo man sich sehnlichst einen Schleudersitz wünscht. Ein Knopfdruck, und HUIII, ab in die Lüfte und anderswohin. Wohin, weiß ich nicht. Aber ich wollte abspritzen, und deshalb faßte ich sie so irgenwie an den Hüften und drehte sie auf den Rücken. Der Mond schien ihr ins Gesicht. „Spritz' nicht in mir ab, falls du keinen Pariser hast", sagte sie und schrie, als ich ihr über den Bauch spritzte, weil ich mit keinem Pariser dienen konnte. Sie hatte Pickel auf den Titten.

Dann zogen wir uns wortlos an, und ich sage ihr, ich würde sie nach Hause fahren, nur sollte sie aufhören zu heulen. Holpernd und stolpernd gingen wir mit einer Meile Zwischenraum nebeneinander her. Wir waren beide geschafft. Sie sagte: „Aber ich liebe dich doch, ich liebe dich. Ich möchte dich heiraten. Wieso wollen wir nicht heiraten? Ich wünsche mir Kinder mit blauen Augen und glatten blonden Haaren", wie nämlich ich sie habe. Aber ich gab keine Antwort und sagte nur so Zeug wie „Lorraine, ich bitte dich..."

Als wir bei mir ankamen, setzten wir uns in den Wagen meines Vaters. Ich hatte nämlich die Schlüssel dafür und hoffte nur, ich könnte sie heimschaffen und zurückkommen, ohne daß meine Eltern es merkten, denn ich hatte nur einen Probeführerschein. Auf dem Weg zu ihr sagte sie: „So toll hab' ich noch nie Sex erlebt." Ich antwortete, sie solle Tommy gleich morgens vor der Schule anrufen und ihm sagen, sie sei betrunken gewesen und es täte ihr leid; zwischen uns wäre wirklich nichts gelaufen. Der Vorschlag paßte ihr nicht; sie wollte mit mir durchbrennen — nach Kalifornien ziehen; und ich sagte zu ihr, sie solle ins Bett gehen, morgen würde ich sie anrufen.

Als ich nach Hause kam, waren meine Eltern noch beide wach und ein dicker Zigarrettenqualm hing im Wohnzimmer. Mein Hund Bob sprang in einem fort an mir hoch. Er heißt so nicht von „Robert", sondern von „bobbing up" — hüpfen oder springen wie ein Kiesel. Meine Mutter wollte wissen, wo zum Teufel ich hingefahren wäre, morgen früh müßte ich doch in die Schule, und ob ich nicht wüßte, wie spät es sei; und mein Vater sagte, ich hätte den Kfz-Schein mitnehmen sollen. Dann legte er sich schlafen. Ich ging in mein Zimmer, schloß die Tür und streckte mich im Dunkeln auf dem Bett aus. Das Licht, das durch die Jalousien fiel, warf Streifen auf das „McCarthy for

President"-Poster und die männliche Anatomiekarte an der Wand. Vor meinem geistigen Auge verwandelte sich der Muskeltyp auf der Karte in Al DiCicco in seiner blauen, prallen Badehose, aus der schwarzes Schamhaar hervorschaute und sich über dem Gummibund kräuselte. Ich griff durch die Hose nach meinem Schwanz, und er wurde steif. Seiner sprang nach oben, daß er die Badehose weitete. Ich zog mir Hose und Unterhose runter. Mein Schwanz hüpfte nach draußen. Ich schwang mich auf die Bettkante, spuckte mir in die Hand und legte los. Al stand jetzt vor mir. Ich streckte mich und fühlte durch die Badehose seine gewichtigen Eier. Seine Samenstränge und Bauchmuskeln bebten, sein Schwanz zuckte irgendwie, und es klingelte. Ich meine, es klingelte tatsächlich. Das Telefon. In Windeseile stopfte ich mir meine Latte wieder in die Hose, die zu allem Unglück auch noch reichlich eng ist, und rannte an den Apparat, ehe jemand anderer abnehmen konnte.

Es war Tommy. Aus ihrem Zimmer fragte meine Mutter, wer zum Teufel denn um zwei Uhr morgens anriefe, und ich nahm das Telefon mit in mein Zimmer und schloß die Tür. Tommy sagte, er wäre bei Lorraine gewesen, als ich sie zuhause abgesetzt hatte. Wohl hinter den Gardinen gelauert, dachte ich mir.

„Was hast du Scheißkerl die ganze Nacht mit meiner Scheißverlobten getrieben?" fragte er.

„Wir haben nur so gelabert", schützte ich vor. „Sie war ganz durcheinander und besoffen, und ich wollte ihr klarmachen, wie sehr ihr zwei euch doch eigentlich liebt." Bei dieser Schnulze mußte sogar ich selbst die Augen verdrehen.

Pause. Er keuchte bloß. Dann meinte er: „Genau das hat sie mir auch erzählt." Durch den Hörer, zur Muschel unten rein und dann oben wieder raus, konnte ich meinen eigenen Atem hören. Am anderen Ende der Leitung knisterte ein Papier, und als er mir kurz darauf ungeniert ins Ohr schmatzte, konnte ich seine Kinnbacken förmlich arbeiten sehen. „Hast du mir noch was zu sagen, Tommy, oder wie?" fragte ich.

„Euch beiden gottverdammten Lügenmäulern glaub' ich kein einziges Wort. Ich möchte deine Fresse nie wiedersehen, Billy. Wenn ich dich je auch nur zwei Blocks von mir weg erwische, pust' ich dir mit der 45-Kaliber meines Vaters dein Gehirn aus dem Kopf. Das schwör' ich dir."

Ich erwiderte nur sowas wie „Leck' mich am Arsch, Blödmann“ oder „Fick' dich ins Knie“. Jedenfalls hängte ich ein. Inzwischen war meine Mutter wieder auf und fragte von draußen, wer zum Teufel das gewesen sei, aber ich gab ihr keine Antwort und mein Magen wogte auf und ab, bis mir wieder Al einfiel; also nochmal runter mit der Hose, und indem ich mich mit der Linken in seinen Arsch verkrallte und mich mit dem Gesicht in sein Schamhaar vergrub, brachte ich die Sache zu Ende, und SCHWUPP schoß er mir in hohem Bogen, wie wenn einer ausspuckt, in den Mund. Kurz darauf wischte ich meine Kommode und den Boden mit Küchentüchern ab. Meine Mutter hat mich nie gefragt, was denn den Lack so komisch fleckenweise wegfrißt, aber ich bin sicher, sie kennt die Antwort. Nur müßte erst der Boden Löcher haben und bis zur Kellerdecke durchgefressen sein, ehe sie ein Wort darüber verliert. Wären es Farbe, Tinte oder Fingerabdrücke gewesen, hätte sie das ganze Haus verrückt gemacht, aber alles, was mit Sex zusammenhängt, ist in diesem Hause absolut tabu.

Wenn ich nachts mal spät heimkomme, will meine Mutter — mein Vater nie — immer wissen, wo zum Teufel ich gewesen bin, aber ich verrate es ihr nicht. Ich weiß eigentlich gar nicht, warum sie fragt, denn würde ich antworten, bei einem Mädchen, liefen sie todsicher beide rot an wie die Rüben. Der Schlag würde sie treffen. Ich meine, wenn ich z.B. fensehengucke, nicht wahr?, und plötzlich wird eine BH-Werbung gebracht, da spürt man förmlich, wie sie beide die Luft anhalten und sich völlig verkrampfen. Genauso, wenn in einer medizinischen Sendung das Wort „schwanger“ fällt. Und wenn es zwei gar miteinander treiben, dann — *vergiß* es. Mein Vater schnappt sich sofort seine Zeitung oder eine Programmzeitschrift und fängt an, wie wild darin herumzublättern, und meine Mutter sagt plötzlich „Wo sind eigentlich meine Zigaretten?“, springt auf und beginnt, die Couch auseinanderzunehmen.

Ich hörte Bob draußen an der Tür kratzen und winseln und ließ ihn herein. Voller Dankbarkeit leckte er mir das Gesicht ab, und am nächsten Tag ließ ich mich von meiner Mutter telefonisch in der Schule entschuldigen. Stattdessen ging ich den ganzen Tag von City Island bis Orchard Beach mit Bob im Park spazieren, bis wir völlig erschöpft waren.

2

In die Nähe des *Rice*-Stadions oder auf die Stelle am Hang, wo ich die vorige Nacht mit Lorraine gewesen war, ging ich nicht mehr. Ich hätte im McCarthy-Hauptquartier arbeiten können, aber danach stand mir nicht der Sinn. Ich wußte doch, daß Al DiCicco Schule hatte.

Im Park gab es jede Menge ältere Semester, die ihren Hund ausführten. Es war nämlich ein Werktag. Wer einen Hund hat, der kann ihn laufen lassen, die Leine tragen, Stöckchen werfen und so weiter, und ich fragte mich bloß, was diese alten Leutchen mit sich anfangen würden, wenn sie keinen Hund zum Gassigehen hätten.

Ich schlenderte auf einer Art überhängender Mauer entlang, die die Bucht am unteren Ende dieses Wiesenhanges abschirmt. Es war einer von den Frühlingstagen, die sich nicht zwischen Sonnig oder Bewölkt, Kalt oder Warm entscheiden können. Manchmal brach die Sonne durch, und ich öffnete meine Windjacke, weil ich sie schon für überflüssig hielt, da tauchte die Sonne wieder hinter einer Wolke unter, ein Lüftchen kam auf, und ich zog den Reißverschluß wieder hoch, denn einen Pulli hätte ich jetzt ganz gut vertragen können.

Als ich noch klein war, hat mir mein Vater immer erzählt, daß die hiesigen Bauern die Mauer vor der Schlacht von White Plains errichtet hätten, um die Briten abzuwehren. Anders ausgedrückt: Es wäre die Schlacht von Eastchester Bay oder was geworden, hätte nicht diese Mauer die Briten am Anlegen gehindert und sie bewogen, weiter Richtung Norden zu fahren. In einer anderen Fassung der Geschichte ließ er die Briten schleunigst Richtung White Plains türmen, während die Bauern, als Kühe verkleidet, an der Küste auf und ab kletterten und ihnen aus ihren Donnerbüchsen Zunder gaben. Als ich meinen Vater einmal fragte, wieviele Briten er denn umgelegt hätte, erklärte er mir, daß er damals noch nicht zur Hand gewesen sei. Vom Kern her schien mir die ganze Geschichte ja immer glaubwürdig, und ich brannte lange darauf, sie auszuchecken. Als ich dann zwei Jahre später die Nummer der Bronx Historical Society bekam, wählte ich sechs Ziffern und hängte ein. Seither habe ich nie mehr versucht, mir die Sache beglaubigen zu lassen.

Ich bin also auch heute noch genauso fest davon überzeugt wie von dem UFO, das mein Vater und ich eines Tages gemeinsam entdeckten, als ich, an das schmiedeeiserne Geländer geklammert, auf der Veranda vor dem Haus stand und über das Wasser in den Himmel starrte. Mit seiner Zigarre im Mund kehrte mein Vater gerade den Gehsteig, und es gab nur hier und da ein paar dicke Wölkchen am Himmel, als ich sah, wie eine rötlich-orange eiförmige Kugel glühend und pulsierend in aller Stille von Norden nach Süden glitt. „Hey, Papa!" plärrte ich, „schau' mal!", und zeigte mit dem Finger darauf. Er sah nach oben.

Ich war völlig aus dem Häuschen, aber er blieb ganz ruhig, starrte hinauf zu dem Ding am Himmel und vollführte mit seiner Zigarre Kreisbewegungen, als würde er das UFO per Fernbedienung steuern. Ich sah nach oben, und noch immer schwebte es vor sich hin. Soweit ich feststellen konnte, war weit und breit niemand außer uns. Ich stand auf der Milchkiste und schrie noch einmal: „Hey, Papa! Hast du gesehen?" Er starrte einfach weiter hin. Auch ich starrte mir die Augen aus dem Kopf, bis es hinter einer Wolke verschwand und nicht mehr zum Vorschein kam.

Ich lief zu Papa hinunter. „Hast du gesehen? Was war das?" Er hob mich hoch und sagte, noch immer mit seiner Zigarre im Mund: „Keine Ahnung. In dieser Farbe habe ich noch nie eins gesehen." Wir starrten beide noch eine Ewigkeit zu der Wolke hinauf, ohne daß das Geringste wieder herausgekommen wäre. Ich fragte ihn, ob ich die Polizei rufen solle oder wen, aber er meinte, das hätte keinen Zweck.

Ich stand an das Geländer der Eastchester-Brücke gelehnt.

Über die rings umherschießenden Motorboote hinweg krachten vom anderen Ufer ein paar Gewehre. Die Bullen haben auf dem Rodman Neck, der so weit ins Wasser reicht, daß er das meiste von City Island hinter sich versteckt, einen Schießplatz. Drüben rechts gibt es Vergnügungshäfen und sogar ein oder zwei Hausboote. In der Ferne schlägt die Throgs-Neck-Brücke einen Bogen nach Queens, das sich auf der anderen Seite dunstig abzeichnet. Man hätte sich nie träumen lassen, in New York City oder in der Bronx zu sein, wären nicht ringsum die vielen gestohlenen Autowracks, die Bierdosen, Tüten von White Castle und die gebrauchten Pariser gewesen, auf die man gelegentlich trat.

Ich mußte an Tommy, Lorraine, Joey, Roxanne und Sue denken. Wenn ich so darüber nachdachte, daß ich gemütlich im Taxi saß und Sue heulend ins Haus rennen ließ, kam ich mir vor wie ein Schweinehund und wünschte, Joey hätte uns einfach allesamt heimgefahren. Ich wurde sauer auf ihn, und irgendwie schob ich alles, was passiert war, ihm in die Schuhe. Auch auf Tommy und Lorraine hatte ich eine Stinkwut, weil sie mich in ihren Knatsch reingezogen hatten, und wenn sie das allen Ernstes für ihr schönstes Erlebnis hielt, dann konnte sie mir echt leid tun, denn Tommy stellte sie damit weiß Gott ein Armutszeugnis aus. Es war genau zum dritten Mal gewesen, daß ich mit einem Mädchen Sex hatte. Ich hatte jedesmal einen sitzen, sonst wäre es nie so weit gekommen, und jedesmal fühlte ich mich hinterher beschissen. Immer nahm ich mir vor, daß es beim nächsten Mal besser werden müßte, ging nach Hause, holte mir in Gedanken an Evan oder Kevin bzw. Evan *und* Kevin, den beiden Zwillingsbrüdern aus der Schwimmannschaft, oder einigen anderen Typen einen runter und trieb es im Geiste mit ihnen. Aber Al DiCicco war meine aktuellste Phantasie.

Am Minigolfplatz und an den Reitställen vorbei ging ich durch den Wald auf der anderen Seite der Müllkippe, hinter dem Schießplatz und legte den ganzen Weg nach City Island zu Fuß zurück. Dort setzte ich mich am diesseitigen Ufer auf einen Felsen neben der Brücke und sah den Booten, Puertoricanern und Schwarzen im Windschatten der Brücke beim Angeln zu. Die Sonne schien mir durch meine dicken Baumwollhosen warm auf die Schenkel, und die Kälte des Felsens kroch mir von unten in den Arsch. Von ein paar ganz Alten abgesehen, habe ich noch nie beobachtet, daß ein Weißer auf der City-Island-Brücke geangelt hätte. Ein Schwarzer bellte seinen Kleinen an: „Völlig witzlos! Wozu soll der gut sein?"

Anders ausgedrückt, war der Fisch, den sein Kind gerade gefangen hatte, nicht groß genug, und es schrie und weinte, als hätte sein Vater soeben seinem Schoßhündchen den Hals umgedreht und es vor den Augen des Sohnes ins Wasser geworfen. Keinen außer diesem Kind habe ich an diesem Tag auch nur einen einzigen Fisch fangen sehen. Wieder biß einer an. Völlig aufgeregt und atemlos zog der Junge ihn an Land, und wieder sagte sein Vater, das Vieh wäre zu klein und schmiß es ins Wasser. Das Kind schrie und heulte wie am Spieß. Eine gute halbe Stunde beobachtete ich die, während ich so dasaß, die gleiche Szene wieder und wieder, und nicht ein Mal kam der Typ auf die Idee, seinem Sohn einen dieser Fische zu gönnen. Ich wußte, mein Vater hätte mich einen behalten lassen, wären wir beide nur von der angelfreudigen Sorte gewesen.

Die Kälte des Felsens kroch mir in die Baumwollhosen, und ich spazierte weiter durch den Wald nach Orchard Beach, wo mir mein Vater als Kind das Schwimmen beigebracht hatte. Auch in den American Legion Club, zu meiner Tante an der Küste von New Jersey, nach Jones Beach oder im Winter ins Schwimmbad an der Columbus High School waren wir immer gegangen. Als ich endlich lernte, mich ohne unterzugehen auf dem Rücken treiben zu lassen, nahm er mich huckepack, und ich zog ihm laut lachend an den Ohren, bis er mich rücklings ins Wasser schleuderte.

Von einer Bank am Ufersteg beobachtete ich all die vorübergehenden Menschen und Hunde. Ein Lastwagen mit einer Art riesigem Rechen hintendran verteilte Berge von Sand am Ufer. Eine Barke stampfte die Bucht hinauf, und rings um sie herum hüpfte und tanzte ein Motorboot, das entweder neckisch oder lästig wie eine Scheißhausfliege sein wollte. Ein paar losgeleinte Hunde kamen auf mich zu und schnupperten mir an den Füßen, an den Knien und im Schritt, und ich dachte mir, daß es schließlich Joeys gutes Recht wäre, im Neck Inn zu bleiben, solange es ihm paßte. Wenn er nicht wollte, *mußte* er ja keinen nach Hause bringen, und Tommy und Lorraine hatten mich auch nicht absichtlich in ihren Krach hineingezogen; es hatte sich eben einfach so ergeben. Auch Lorraine tat mir nicht mehr leid, denn ich konnte mir kaum vorstellen, daß Tommy ihr das 45-Kaliber-Gewehr seines Vaters an die Stirn gesetzt und sie gezwungen hatte, den einzigsten, mit dem sie je im Bett war — von mir einmal abgesehen — zum Mann zu nehmen. Nur wegen Sue hatte ich immer noch ein schlechtes Gewissen.

Eine Deutsche Dogge sprang an mir hoch und leckte mir übers Gesicht. Apropos „hochhüpfen". Diese Sache mit meinem Hund vorhin habe ich erfunden. Ich habe gar keinen Hund, und wenn man den ganzen Tag allein im Park und am Strand rumwandert, kommt man sich fast bescheuert vor, weil es so aussieht, als bummelte man da untätig in den Tag hinein.

Es ging mir beschissen. Wahrscheinlich hatte ich einen Kater. Vielleicht auch Delirium Tremens, von dem habe ich nämlich mal einen Gastredner der Anonymen Alkoholiker an der Schule erzählen hören. Beim Gedanken, morgen wieder in die Schule zu müssen, wurde mir ganz schlecht, denn jeder, der montags oder freitags abwesend ist, muß nachher im Lehrerzimmer bleiben und wird vor den Augen sämtlicher anderen Schwänzer vom Disziplinardekan einzeln verhört und lächerlich gemacht. Pater McNulty nennt sich dieser sadistische Kotzbrocken. Aber alles scheint ihn für den witzigsten und durchtriebensten Burschen der Welt zu halten. Außerdem gab es morgen keinen Schwimmunterricht. Warum also in die Schule gehen? Schwimmunterricht ist wirklich das einzige, was mir an der ganzen Penne noch Spaß macht.

*****

Als ich nach Hause kam, nieselte es. Meine Mutter war in der Küche, und mein Vater las am Eßzimmertisch die *Sunday News*. Seit letztem Jahr hinkt er immer einen Tag hinterher. Meine Mutter sagte, das Abendessen sei fertig. Da klingelte das Telefon, und sie sagte, egal, wer dran wäre, Vater solle ihn später zurückrufen bzw. ausrichten, daß sie es tun würde, falls es für sie sei. Es ist nie für meinen Vater. Aber meine Mutter hat jede Menge Freundinnen. Sie geht mit „den Mädels" ins Kino, auf Kaffeekränzchen oder zu eine Partie Karten in der *Gesellschaft vom Rosenbekränzten Altar*, aber mein Vater kennt nur die Ehemänner von den Freundinnen meiner Mutter, und auch die trifft er bloß, wenn es mal eine Party oder einen dieser altmodischen Tanzbälle für Erwachsene gibt, wo wie auf einer Hochzeit eine lahmarschige Kapelle spielt. Er geht sowieso nur mit, weil meine Mutter ihn dazu zwingt, d.h. eigentlich zwingt sie ihn nicht — er könnte sich auch weigern, wenn er partout nicht mag, aber wenn Sie's ganz genau wissen wollen, in den letzten Jahren ist er zu einer Art Pantoffelheld geworden.

Joey war am Apparat. Er wollte wissen, was denn heute früh mit mir gewesen wäre. Joey geht mit mir zusammen auf die Schule — Erzbischof-Hogan-Schule heißt sie —, wir treffen uns jeden Morgen in einem Café zum Frühstück. Ich entschuldigte mich, daß ich ihm nicht rechtzeitig Bescheid gesagt hätte, und er fragte, ob mir was fehlte.

„Nein, aber vielleicht bin ich morgen auch nicht da", antwortete ich.

„Krank?"

„Ja. Nein. Ich erklär's dir später, wenn wir uns sehen." Mir war einfach nicht danach, mit ihm zu sprechen. Weiter nichts. Als ich auflegte, kam auch schon meine Mutter aus dem Eßzimmer und sagte mir, Joey hätte schon vorher einmal angerufen. Wieder ging das Telefon, und sie brüllte, mein Essen würde kalt. Es war Al DiCicco. Er fragte, ob ich Lust hätte, heute nacht mit ihm Plakate für McCarthy aufzuhängen. Ich sagte Ja. Um sieben würde er mich abholen. Um Viertel-vor war ich fertig. Um fünf-vor fing ich an, durch die Wohnzimmerjalousien nach ihm Ausschau zu halten. Weil es inzwischen nämlich stärker regnete, wollte ich nicht draußen warten. In dem großen Spiegel hinter meiner Schranktür, den ich mir von meinem Taschengeld kaufen mußte, weil meine Eltern es lächerlich fanden, daß ich einen wollte, warf ich einen letzen Blick auf mich. Dann setzte ich mich aufs Bett und kaute an meinen Nägeln. Erst als ich die Hupe von Als Kharman Ghia hörte, lief ich nach draußen auf die Schwelle und sprang in sein Auto. Er sagte „Hallo", legte den Gang ein, und lächelte mich in einemfort an, während er zurückstieß. Ich beobachtete seine Hand auf dem Schaltknüppel, besonders den Muskel zwischen Daumen und Zeigefinger, den sogenannten Dorsalen Interosseus.

3

EIN paar Wochen, bevor Al und ich uns kennenlernten, war ich auf dem Schulball vom Kathy's gewesen, der St. Kathleen-Mädchenakademie. Zusammen mit Joey und Roxanne. Ich gehe hier zwei Monate zurück, auf April — der Nacht, in der ich die oben erwähnte Sue kennenlernte.

Joey sagte gerade: „Billy, wo zum Teufel hast du denn deine Augen? Mensch, schau' dir doch mal diesen steilen Zahn an."

Der steile Zahn begutachtete mich ziemlich gründlich. Wahrscheinlich hielt sie mich für schüchtern oder so, weil ich ihr hartnäckig auswich, in Wirklichkeit aber sah ich mir diesen Typen fünfzehn Fuß von ihr entfernt an, der in solchen knallengen Hosen steckte — Sie wissen schon, diesen elastischen, ohne Arschtaschen — und der, den einen Fuß auf einen Klappstuhl gesetzt, in die andere Richtung schaute, während er mit seinem tadellosen Hintern im Rhythmus der Musik aus der Musikbox wippte und schnackelte. Und darum achtete ich eben nicht auf das Mädchen, so sehr mich Joey auch schubste und in die Seite knuffte. „Junge, ist das ein steiler Zahn!" sagte er.

Wir hockten alle an einem Tisch in der Schulcafeteria — Joey, Roxanne und ich — und nachdem wir uns auf dem Vordersitz im Auto seines Vaters und an unserem Stammplatz in dieser Nebenstraße, etwa eine halbe Meile vor Kathy's, zwei Pullen Colt und zwei Joints reingezogen hatten — dort ist Niemandsland, ein trockengelegter Sumpf an der Bruckner-Auffahrt —, waren wir recht gut drauf. Auf die Hoganbälle gingen Joey und ich nie. Es ist zu weit weg, und wie ich höre, soll es dort sowieso langweilig sein; die ganze Zeit laufen Priester rum und trennen die Paare, wenn sie zu dicht beieinander tanzen.

Wir waren nicht zu oder so, nur eben gut aufgelegt, und lachten andauernd über die läppischsten Kleinigkeiten, z.B. wieviele Kaugummis unter dem Tisch klebten und so Verschiedenes, worüber man brüllt, wenn man in diesem Zustand ist.

„Sie ist scharf auf dich", zischte er aus dem Mundwinkel.

Ich sagte nur „Mh", weil der Typ sein anderes Bein auf den Stuhl stellte. Ich sah mir das Mädchen an. Sie saß auf einem Klappstuhl und hielt die Beine unter ihrem Minirock übereinandergeschlagen. Ihr langes, glattes, blondes Haar war in der Mitte gescheitelt und fiel ihr über den Rücken. Ich wußte schon, daß ihr Gesicht und ihr Körper anziehend weiblich waren. Sie unterhielt sich mit einer Freundin, sah mich dabei unentwegt an und fummelte sich so irgendwie am Knie hoch. Das ganze brachte mich ziemlich aus der Fassung, wahrscheinlich, weil ich nicht das geringste Verlangen hatte, mit ihr zu reden oder sonstwas. Überhaupt spielte ich bloß mit dem Gedanken, sie anzusprechen, weil ich bisher zwar ganz gut ohne Freundin durchgekommen war, aber weil es jetzt wohl allmählich Zeit würde. Nicht, daß ich mir eine gewünscht hätte; nur hatten eben alle anderen eine — oder sehnten sich auf den Tod danach, eine zu kriegen. Und außerdem hatte Joey hier nicht zum ersten Mal dieses schubsende Kupplergehabe drauf. Er glaubte, ich wäre schüchtern, hätte zu wenig Selbstvertrauen oder sonstwas. Es macht mir Spaß zu tanzen, draußen rumzuhängen und was mit Freunden zu unternehmen, und allein deswegen war ich trotz meinem ungültigen Führerschein mit einem Pärchen vom Iona College zum Kathy's gefahren.

Ich stand also auf, ging auf sie zu und hoffte bloß, daß sie bei näherer Untersuchung einen Knubbel auf der Stirn, angenagte Ohrläppchen, Pickel im Genick oder sonstwas hätte, aber nichts da. Und als ich näherkam, ohne aber stehenzubleiben, sah sie mir ganz erwartungsvoll entgegen. Ich flitzte rechts an ihr vorbei auf die Jungentoilette. Dort erleichterte ich erst mal meine Blase, kämmte und schneuzte mich, rückte meine Eier zurecht, tupfte mir ein bißchen Binaca auf die Zunge, ging dann raus und zu ihr hinüber und stellte mich breitspurig vor sie hin. „Hei", sagte ich.

Sie lächelte, sagte ebenfalls „Hei" und warf einen Blick auf den leeren Stuhl neben sich, den ihre Freundin geräumt hatte, während ich auf der Toilette war. Mit weit gespreizten Beinen setzte ich mich hin. „Wie heißt du?" fragte ich.

„Sue. Und du?"

„Billy." Den Ellbogen auf die Oberschenkel gestützt, beugte ich mich vor und faltete die Hände. Das sollte lässig wirken. Ich warf eine Blick zu Joey und Roxanne hinüber. Sie starrte zum Beatrhythmus Löcher in die Luft, und er beobachtete angestrengt meine Attacke gegen Sue.

Ich sagte: „Gehst du auf Kathy's?"

„Hm, hm. Und du?"

„Nein."

„Dacht' ich mir", sagte sie. „Ich hab' dich hier noch nie irgendwo geseh'n. Aber auf Bällen schon."

„Ich geh' auf die Hogan." Als würde ich mir darauf was einbilden!

„Ohh?" sagte sie mit großem, freudigem Fragezeichen. „Ich war beim letzten Hoganspiel — dem letzen Footballspiel, gegen die Thomas Mores." Hogan ist eine ziemlich sportbegeisterte Schule mit einem ziemlich kerligen Footballteam und allem.

„Ich war noch nie bei einem Footballspiel", sagte ich, „einem Hoganspiel." Ich war überhaupt noch nie auch nur einen Moment bei einem Footballspiel, aber hätte ich das zugegeben hätte sie bestimmt plötzlich eine Verabredung, einen dringenden Anruf oder sonstwas gehabt. Immerhin wirkte sie auch so etwas enttäuscht und machte „Oh".

Ich sah mich rasch um. Der Typ mit dem Arsch war fort. Sue wollte wissen, in die wievielte Klasse ich ginge.

„Zweite", antwortete ich, und sie schien noch enttäuschter.

„Ich auch", sagte sie mit abgewandten Blicken, als sähe sie sich nach einem Neuen um, dem sie mal auf den Zahn fühlen könnte.

Ich wußte nicht mehr, was ich hier sollte. Ich suchte einen Vorwand, um mich abzuseilen. Ich könnte doch Roxanne auffordern, schwitzen und alles; dann wäre ich nicht mehr nervös und käme wieder in Stimmung. Aber ich richtete mich auf meinem Stuhl auf, verschränkte die Arme, sah ihr frontal auf den Hinterkopf und sagte: „Ich bin im Schwimmerteam."

Sie drehte sich wieder zu mir um.

„In der Unimannschaft", fügte ich hinzu.

Sie lächelte. Sie gehörte wieder mir. Ich war erleichtert und enttäuscht zugleich.

„Ich wußte gar nicht, daß Zweitklässler in die Unimannschaft können?"

„Wenn man gut genug ist, schon. Ich meine, man muß es versuchen und alles, und wenn man gut genug ist, stecken sie einen für gewöhnlich in die Juniormannschaft, aber ich hab's bis in die Senior geschafft. Das kommt ziemlich selten vor."

Sie schlug ihre Beine auseinander, und weil eines dabei mein Knie berührte, zog sie es wieder weg. Aber da streifte ich mit meinem Bein an ihrem entlang und behielt es dort. Ihres zog sie nicht fort, aber ich fühlte nichts, wenn du verstehst, was ich meine.

Sie wollte haarklein alles über die Mannschaft wissen, welches meine Nummer wäre und wo ich wohnte, und auch ich stellte ihr massenweise solche Fragen, um das Gespräch in Gang zu halten und damit ich interessiert wirkte, nicht so eingebildet, obwohl mir klar war, daß ich ziemlich angeberisch klingen mußte. Diese falsche kerlige Protzerei machte mir keinen Spaß. Das heißt, ein bißchen vielleicht doch, ein klein bißchen. Ich fragte sie, ob sie nicht Lust hätte zu tanzen, und sie sagte Ja. Also gingen wir in die Turnhalle, die die Tanzfläche war und wo eine Band spielte. Wir tanzten zwei schnelle Tänze, und das war ja auch ganz in Ordnung, aber sie sah sich ständig um und winkte Freundinnen zu, als wollte sie sichergehen, daß alle sie mit mir sähen.

Als etwas Langsames kam, schlang sie sich um mich. Sie fühlte sich ganz heiß an. Ich machte einfach die Bewegungen und tat, was andere Jungen auch tun, z.B. meine Augen schließen und meinen Kopf an ihren legen, aber weil ich trotzdem beim besten Willen keinen hochkriegen konnte, dachte ich an Evan und Kevin, und plötzlich fiel mir auch Paul Newmans niedlicher Bruder ein, den ich in einem Film im Fernsehen gesehen hatte. Irgendwie fliegen die Mädchen auf Paul Newman, Steve McQueen, James Bond und lauter so ältere Männer.

Paul Newmans niedlicher Bruder hatte mir in dieser Art Western, den ich mir angeschaut hatte und der sich nun in meinem Kopf abspielte, ganz gut gefallen. Da tanze ich diese langsame Nummer mit Sue, denke an diesen Typen im Film, und während mein Kopf in ihrem Nacken liegt, daß ich ihr Parfüm rieche, räkelt sich dieser Kerl frühmorgens in dem Farmhaus, das in dem Film vorkommt, und in Unterhosen auf seinem zerknitterten Bett; ich, gleichfalls in Unterhosen, sitze auf dem Bett, strecke meine Hand aus, lege sie ihm zwischen die Beine, und sofort springt mir seine Latte in die Hand, und er setzt ein schiefes Grinsen auf. Tatsächlich, ich habe einen stehen und versuche, mich an Sue zu schmiegen, aber dort unten gibt es gar nichts, wo man sich anschmiegen kann, und ihre Titten quetschen mir ganz wabbelig an die Brust. Ich sah auf, sah zu der Band, die auf der Bühne spielte, und röchelte schon regelrecht: „Ich hab' Durst."

Wir gingen in die Schulcafeteria, wo ich ein Tommy-Lorraine-Gefecht sprengte, stellte ihnen Sue vor und holte uns beiden zwei Mineralwasser. Lorraine und Sue kannten sich schon von irgendwoher. Sie gingen in dieselbe Klasse oder so. Joey und Roxanne traten auf die Bildfläche, und alle vier — ich, Sue, Joey und Roxanne — gingen wir zum Auto und fuhren an diese gottverlassene Stelle abseits der Küstenstraße, direkt am Wasser, in der Nähe von New Rochelle, neben der Golfbahn, bei Pell Mansion. Joey kannte die Stelle. Vielleicht hätte ich erwähnen sollen, daß Joeys Vater diesen großen Impala fährt. Es gab also einen Riesenkofferraum, in dem Sue und ich es miteinander treiben konnten. Bei geöffnetem Deckel, meine ich. Wir legten uns eine Decke hinein und alles und hingen so halb drinnen und halb draußen, ich weiß eigentlich gar nicht mehr, wie wir es geschafft haben, aber wir schafften's, kein Problem.

4

Es war wohl so etwa zwei Wochen später. Ich bummele gerade eine leere Ladenfront an der Crosby Avenue entlang, nachdem ich eines Tages nach der Schule aus der U-Bahn gestiegen bin, da sehe ich einen Typen, der folgendes Plakat auf die Innenseite eines Schaufensters klebt:

24. Bezirk
Mc CARTHY FOR PRESIDENT
HAUPTQUARTIER
ERÖFFNUNG 15. MAI
FREIWILLIGE WAHLHELFER GESUCHT!

Ich blieb auf dem Trottoir stehen, um ihm zuzusehen, und er bemerkte mich. Er erstarrte, als unsere Blicke sich begegneten, und stockte etwa drei Sekunden. Er hatte große braune Augen, braune Locken, gebräunte Hände mit breiten weißen Fingernägeln und eine große Nase — keinen Zinken oder sowas, sondern so eine indianische, die sich, seitwärts betrachtet, von den Brauen hinaus nach unten krümmt, ohne damit bei den Augen aufzuhören. Dann lächelte er mich mit diesen makellosen weißen Zähnen an. Es war wie ein Blitz. Er hatte nicht gerade viel Kinn, aber wenn er lächelte, trat wie aus dem Nichts ein v-förmiger Kieferknochen vor.

Ich wartete, bis er das Plakat fertig angeklebt hatte, und ging dann hinein. Außer einem Schreibtisch, fünf Klappstühlen, einem Telefon und einer Landkarte mit dem Wahlbezirk an der Wand war nichts in diesem Laden. Er rollte ein großes, schwarz-weißes Poster auf, und ich fragte: „Eröffnet ihr hier ein McCarthy-Hauptquartier?"

Er nickte in Richtung Fenster, auf das Plakat, und lachte: „Hm mh." Dann sah er mich mit diesen großen Augen an, daß ich unwillkürlich ein paar Schrittchen vortrippelte, und sagte, während er mit dem Handrücken gegen das Poster schlug: „Und das hier soll ich ins Fenster hängen." Das Plakat war ganz darauf abgestimmt, angestammtes Kennedy-Terrain zu erobern — ein lächelnder, hemdsärmeliger Gene McCarthy, der vor einem geplatzen Kanalrohr und mit einem Slum im Hintergrund einer Schar von Schwarzen die Hände schüttelte. „Man würde dieses Büro doch bombardieren, anzünden oder sonstwas." Er sah mich an. „Bist du für McCarthy?"

„Ja."

„Wieso?"

„Weil ich nicht nach Vietnam will."

„Hast du Lust, Wahlhelfer zu werden? Ich meine, für McCarthy zu arbeiten?"

„Hm, ich weiß nicht, ich hab' Schule und Schwimmen — "

„Auf der High School war ich auch in der Schwimmannschaft. Auf welche Schule gehst du?"

„Hogan", sagte ich, zu dem Poster gewandt.

„Dann sind wir Feinde", lachte er. „Ich war auf der Mount." Dem Erzwidersacher meiner Schule, Mount St. Matthews in Yonkers. „Unsere Saison war im März aber zu Ende", sagte er.

„Unsere auch, aber im Juni gibt es diese großen Wettkämpfe. Die Mount selbst hat uns herausgefordert."

„Euch werden wir die Hölle heiß machen!" lachte er wieder. „Diese ganze Rivalität kotzt mich an." Er nickte und sah auf das Plakat hinunter.

„Ich schätze, so stellen sie sich die Bronx vor", meinte ich.

„Tja, vielleicht sollten die in der Stadt ein bißchen klüger werden, wenn sie diesen Bezirk erobern wollen." Er streckte die Hand aus. „Ich heiße Al." Es kam mir vor, als wollte mir einer über eine Schlucht, eine Felsspalte oder so hinüberhelfen.

„Tag, ich bin Bill." Ich ergriff seine Hand. Sie war warm, fest und trocken wie meine, und schon war ich drüben. Kein anderer Mensch kannte mich unter dem Namen Bill. Alle nannten mich Billy. „Ich weiß nicht, vielleicht könnte ich hier und da ein bißchen Zeit erübrigen. Ich hab' noch nie im Wahlkampf mitgemacht."

„Ich auch nicht", sagte er und grinste mich wieder an. „Wenn ich einen Bericht darüber anfertige, hab' ich in der Schule was gut dafür." Dann fügte er rasch hinzu: „Ich bin aber schon mit Leib und Seele für McCarthy. Ich meine, ich hätte auch so mitgeholfen." Er setzte sich auf den Schreibtisch und verschränkte die Arme.

Er ging jetzt das zweite Jahr auf die Fordham University, wo er sich auf die Juristenschule vorbereitete und sagte, er würde einmal der erste italienisch-stämmige Präsident der Vereinigten Staaten.

Ich dachte, er machte Spaß. „Ach nee! Könnte ich dann nicht Staatssekretär werden?"

„Oberster Gerichtshof ist besser. Eine Lebensstellung." Er sah aus dem Fenster. „Krisenfester Arbeitsplatz." Er sagte das ganz ernst, so als zitiere er jemanden. Dabei schob er sich mit den Zehen einen seiner Loafers von der Ferse. Durch die elastischen Socken, die er anhatte, konnte man seine Zehen deutlich erkennen. Mit meinen Büchern im Rücken stieß ich mich immer wieder von der Wand ab. Eigentlich hätte ich die Sache damit ad acta legen können, aber ich wollte nicht. „Dann, äh —", sagte ich, „wirst du nach dem fünfzehnten Mai wohl nicht mehr hier sein?"

„Doch, hier bin ich schon noch. In jeder freien Minute soll ich hier rumhängen und alle, die reinschneien, als Wahlhelfer rekrutieren."

„Hört sich an wie Zeitverschwendung."

„Für mich auch. Ich weiß gar nicht, was die sich hier für Wahlhelfer erwarten", erwiderte er und sah, indem er seinen Körper bei dem Wort „erwarten" ruckartig aufrichtete, wieder aus dem Fenster.

„Dann gäb's bis dahin hier wohl nichts für mich zu tun?"

„Noja, du könntest" — er blinzelte an die Decke und klammerte sich an der Tischkante fest, während er wie ein Reiter auf ihr hin und her wippte — ich hatte den Eindruck, er wollte sich wichtigmachen —, „du könntest mir helfen, hier aufzuräumen und alle Freiwilligen einzutragen." Er hörte auf zu wippen und sah mich an.

Ich hörte auf, mich von der Wand abzustoßen. Mir fiel nur eins ein, nämlich zu gehen, und während ich mich mit gesenktem Kopf in Richtung Tür bewegte, sagte ich: „Okay, dann — find' ich dich ja wieder hier."

„Oh, okay, tschau also. Kommst du wieder?"

„Ja." Und schon war ich verschwunden.

In dieser Nacht und den ganzen nächsten Tag in der Schule konnte ich nur daran denken, wie er mit ausgezogenem Schuh auf der Tischkante gewippt hatte.

In den ersten Vorwahlen war McCarthy ein ganzes Stück besser weggekommen, als sich irgendjemand hätte träumen lassen. Und nachdem McCarthy das Wasser sondiert und für zum Baden geeignet befunden hatte, stieg Bobby Kennedy ins Rennen und Lyndon B. Johnson warf das Handtuch. Ende Juni sollten zwischen McCarthy, Kennedy und einem Uncommitted, alias Humphrey, in New York Vorwahlen stattfinden, obwohl Kennedy nicht für unseren Bezirk aufgestellt war. McCarthy hatte sich schon lange vor Kennedy gegen den Krieg ausgesprochen — McCarthy war gegen die allgemeine Wehrpflicht, Kennedy dafür, — und der wirklich einzige Grund, weshalb ich mit all dem überhaupt etwas zu tun hatte, war, daß ich den Krieg beendet sehen will, ehe ich achtzehn werde. Wenn Du's genau wissen willst: Ich scheiß' mir vor Angst in die Hosen. Aber fast jeder andere auf dieser Schule ist ein Draufgänger, und alle glauben, Vietnam wäre Iwo Jima, San Juan Hill oder sonst so ein glorreicher Soldatentraum, von dem ihnen ihre Pappis erzählt haben; sie denken, wir sollten Atombomben auf Hanoi und Rotchina schmeißen, und überhaupt ging ich einzig und allein deshalb auf diese Privatschule, weil meine Eltern wie die meisten katholischen Elternpaare, die es sich leisten können, davon überzeugt sind, daß auf den öffentlichen bloß Spätzünder, Ausgeflippte und messerschwingende Nigger wären. Trägst du auf der *Hogan* ein Friedenszeichen, dann kommt gleich ein Priester oder Pater, der dir befiehlt, es runterzutun, obwohl man Plaketten für bestimmte Parteikandidaten anstecken darf, und meiner war der erste und einzige McCarthy-Button, den ich je dort gesehen habe. Ich erinnere mich nur an ein RFK-Abzeichen, das ein schwarzes Jüngelchen trug, und an jede Menge Nixons. Wenn man auf der *Hogan* eine McCarthy-Plakette ansteckte, nannten sie einen sogar Schwuler.

Nach der Schule ging ich wieder die Ladenfront entlang, und wirklich hing auch das Plakat im Fenster, aber alles war dunkel und mit einem Eisengitter verschlossen. Ich fühlte mich sehr enttäuscht und wünschte, ich hätte ihn gefragt, wann er wieder da wäre.

Ich glaube, ich habe schon erwähnt, daß ich die ganze Zeit nur in Gedanken an Männer wichste — ich meine, bis heute. Aber immer fragte ich mich im stillen doch, wann ich je echten Sex mit einem hätte — einem Mann, meine ich. Als ich zum ersten Mal wichste, wußte ich, daß ich an Mädchen, Mösen und all sowas hätte denken sollen, wodran sich die anderen Jungs aus der siebten immer hochgeilen. Aber sobald ich es, meistens in der Badewanne, tat und dabei an Mädchen dachte, kriegte ich keinen hoch, oder wenn doch, dann eben nur wenn ich mir vorstellte, wie diese Jungen, die übers Wichsen redeten, wichsten und abspritzten. Sie erwähnten da auch etwas, das sie 69 nannten und von dem ich nur Bahnhof verstand. Als ich dann eines Tages auf mich und Mario Omeara wichste, indem wir uns beide gleichzeitig einen bliesen — eine Phantasie, bei der ich ziemlich oft abspritzte — mindestens zwei-, dreimal am Tag —, dämmerte mir endlich, was 69 bedeutete. Eine 6 und eine 9 sind doch identisch, nur auf den Kopf gestellt — genau wie bei zwei Jungen, nicht wie bei einem Jungen und einem Mädchen.

Jedenfalls dachte ich, ich wäre eher tot und begraben, bevor ich so etwas erleben würde. Ich glaubte ja, die einzigen männlichen Wesen, die so fühlten wie ich, wären die in Greenwich Village, von denen ich vom Hörensagen wußte, daß sie Frauenkleider trügen und sich wünschten, sie wären Mädchen.

*****

Am nächsten Tag ging ich wieder vor das Büro. Diesmal hatte es auf, und hinter seinem Schreibtisch saß in einen mächtigen juristischen Wälzer vertieft mein neuer Bekannter. Ich trat ein und sagte Hallo.

„Oh, hallo." Er klang irgendwie aufgeregt, aber dann, wie um sich zu korrigieren, sagte er: „Hier ist es sterbenslangweilig."

Er saß an einer Seminararbeit. Ich wußte nicht — wahrscheinlich, weil er es selbst auch nicht wußte, — ob er sich mit mir unterhalten oder seine Hausarbeit machen wollte. „Bist du vielleicht beschäftigt?" fragte ich.

„Nein, nein, ist schon in Ordnung."

Ich setzte mich aufs Fensterbrett.

„Wenigstens ruhig ist es hier", meinte er. „Zuhause kann ich mich nicht konzentrieren." Er erzählte mir, daß er zwei kleine Brüder hätte. Dabei kippte er den Stuhl zurück, hielt sich am Tisch fest und schaukelte auf den hinteren Stuhlbeinen hin und her. Er fragte mich, wo ich wohnte. In Pell Estates, antwortete ich. Er sagte, er wohne in Throgs Neck.

Außer meinem Packen Bücher hielt ich auch die *Village Voice*in den Händen. Es gab darin eine Titelgeschichte über McCarthy. „Die *Voice* puscht McCarthy ganz schön hoch", meinte ich.

„Ja, hab' ich schon gesehen. Du verfolgst das wohl alles ziemlich genau, wie?"

„Naja, ist ja auch interessant."

„Es ist wie ein Spiel", sagte er. „Mit Strategie, Geschicklichkeit und Pipapo."

„Aber ich wünsche mir wirklich, daß McCarthy gewinnt."

„Oh, ich auch."

Bis zum fünfzehnten Mai hatte McCarthy auch die Vorwahlen in Wisconsin gewonnen, aber der einzige Wahlhelfer außer mir war ein etwas zurückgebliebenes Bürschchen namens Brendan. Ganze zwei Wochen fegten, wischten und putzten Al, Brendan und ich das Büro und stellten die fünf Klappstühle mehrere Male um — Brendans Lieblingsbeschäftigung.

Al und ich sprachen über die Politik, L.B.J. und den Krieg; wie Humphrey in den Gemeinden, die keine Vorwahlbezirke waren, Delegierte mobilisierte; die Republikaner, Nixon und Rockefeller. Aber kein einziges Wort über Mädchen und so. Ganz flüchtig berührten wir mal Themen wie sein College, meine Schwimmannschaft, meine Schule und was ich darüber dächte. Manchmal entstand auch einen Moment Schweigen, ohne daß uns das je in Verlegenheit gebracht hätte. Oh nein, darüber ist ein Paar, das seit Wochen zusammensteckt, hinaus.

5

AN diesem Wochenende hatte ich das erste Rendezvous meines Lebens. Wir waren zu viert fürs Kino verabredet — ich und Sue, und Lorraine und Tommy. Vorher mußte ich Sue aber abholen. Fünfzehn-zwanzig Minuten, die mir wie eine Woche vorkamen, saß ich im Wohnzimmersessel, während im Fernsehen das Yankee-Spiel lief. Sues Vater fläzte sich mir gegenüber so unbeweglich auf dem Sofa, als hätten sie ihm den Arsch mit Kleister beschmiert und ihn dann per Kran in diese Stellung gehievt. Er war von Kopf bis Fuß mit *New York Post* zugedeckt, hatte eine Packung Naschkram auf der Brust stehen und paffte eine dicke Zigarre, von der ich dauernd Husten bekam. Und denkt der alte Sack mal dran, sie auszumachen? Pustekuchen. Er wollte wissen, auf welche Schule ich gehe, was ich einmal werden möchte, was meine Eltern tun und all sowas. Und wenn man auch sagen könnte „Naja, das sind eben so die üblichen Fragen, die alle Eltern den Kavalieren ihrer Tochter stellen“, stellte dieser Typ sie ja nur während den Werbespots. Sobald ich zum Sprechen ansetzte, sagte er „So —“, steckte sich wieder seine Zigarre an und stellte irgendwelche Fragen mit einem Ton, als hätte er ein verbrieftes Recht auf Antwort. Ich konnte mitten in einer Antwort stecken, da wandte er sich plötzlich wieder der Glotze zu, weil das Spiel dran war, so daß mein Satz sozusagen entgleiste oder ich ihn an Sues Mutter gewandt beenden mußte, die die ganze Zeit über fast wortlos im Sessel saß. Sie schien sich ziemlich ungemütlich zu fühlen, als wäre auch sie fremd in diesem Haus.

Dann möchte Pappi wissen, welches Baseballteam meine Lieblingsmannschaft ist, und ich sage „Keines", was natürlich die falsche Antwort war, denn er nuckelt mit geringschätzigen Blicken an seinem Stinkbolzen. Nun gebe ich ja zu, daß ich das gleiche auch etwas taktvoller hätte ausdrücken können, z.B. „Ich bin eigentlich kein Baseballiebhaber", aber nach Höflichkeit stand mir zu diesem Zeitpunkt einfach nicht der Sinn. Und überhaupt hätte ich ja auch etwas Gröberes sagen können als „Keines", z.B. „Meine Lieblingsmannschaft? Also, ehe ich ein Baseballspiel durchhalte, müßten Sie mir schon 'ne Gehirnwäsche verpassen". Aber ich tat's nicht.

Sues Mutti schielte fortwährend auf die Zeitung und den Süßkram, als solle der Sack doch bitte seinen Hintern heben und sich salonfähig machen, ehe Sues junger Mann einträfe. Dabei stopfte sie sich untentwegt ein Geschirrtuch in die Tasche ihres Hausmantels und kramte es dann wieder heraus. „Susan hat mir erzählt, Sie wären in der Schule bei der Schwimmannschaft, Billy?"

„Ja, bin ich."

Papa knurrte etwas in Richtung Mattscheibe, und sie sah ihn an. Dann meinte sie, wieder zu mir gewandt: „Das muß doch sehr viel Spaß machen?"

„Oh ja, und ob, mir macht's einen Heidenspaß." Dann fing ich mit meinem Mannschaftsschwimmer-Getue an — so Dinge etwa, wie ich sie Sue auf dem Ball erzählt hatte —, daß ich einer von nur vier Zweitklässlern in der Mannschaft wäre, wie selten das vorkäme und alles. Worüber jedermann unweigerlich Bauklötzer staunt. Und tatsächlich wirkte sie daraufhin eine Minute lang entspannt und hörte auf, verlegen zu sein.

Mein Rücken und die Unterseite meiner Schenkel waren klatschnaß von den Plastikbezügen, die nicht, wie bei Joey zuhause, einfach über die Möbel gestülpt, sondern daran festgenagelt waren. Mir kam der Gedanke, daß ich, wenn meine Eltern je Plastikbezüge über ihre Möbel hingen, todsicher ausziehen oder mich zumindest nie wieder draufsetzen würde.

Da hocke ich also, versuche mich vergeblich von der klebrigen Sitzunterlage zu lösen und wünschte, ich hätte ein Knöpfchen am Arm, daß ich mich wie in einem James-Bond-Film per Schleudersitz durch eine Falltür in der Decke schießen könnte

— ein Gefühl, das ich, wie wohl schon erwähnt, in den verschiedensten Situationen bekomme, z.B. während jeder Sekunde dieses ganzen langen Abends.

Irgendetwas ganz Spektakuläres ereignete sich in dem Yankee-Spiel, und Sues Vater geriet vom Rumpf aufwärts völlig aus dem Häuschen. Seine Beine und sein Arsch bewegten sich kein bißchen auf dem Sofa, so daß es aussah, als wäre er querschnittgelähmt, aber Sue erzählte mir, daß er von Beruf Gruben oder Gräben aushebt. Während er also über dem Spiel total ausklinkt, fragt mich Sues Mutti, ob ich gern eine Coke möchte, und ich sage „Ja, bitte". Sie bringt mir auch dieses sehr nette Coke in sehr schlanken Gläsern mit jeder Menge Eis und einer Zitronenscheibe drin, und oben bitzelt es über den Rand, so daß man sehen konnte, sie hatte es frisch geöffnet. Ob Du mir glaubst oder nicht: Mir war völlig neu, daß man eine Zitronenscheibe ins Coke tun könnte, aber mir gefiel dieser Geschmack, und als ich ihr das sagte, hellte sich ihr Gesicht auf, wie wenn sich ein Vorhang hebt und eine schöne Aussicht freigibt. Das war das beste an dem ganzen Abend. Ich trinke ziemlich viel von dem Zeug, aber später habe ich immer eine Zitronenscheibe reingetan und dabei jedesmal an Sues Mutter gedacht, wirklich eine nette Person.

Zuguterletzt ließ sich auch Sue blicken, und wir gingen.

Vielleicht denkst Du, so wie ich über Sues Vater rede, wäre ich ein Lümmel oder ein Klugscheißer. Vielleicht hältst Du mein Benehmen dort auch für respektlos. Aber sieh mal, ich glaube eben nicht an diese Ihr-sollt-das-Alter-ehren-Kacke. Schließlich war *er* von der ersten Sekunde, seit ich dieses Haus betrat, lümmelhaft und respektlos gegen *mich*. Und wenn Du *mich* fragst, ist das mit dem, daß man die Älteren achten soll, genauso, wie wenn man einem Schwarzen sagt, er solle Respekt vor den Weißen haben. Das Alter hat gar nichts damit zu tun, und die meisten Kinder lassen sich von den Erwachsenen zuviel Scheiß vormachen, nur weil die eben erwachsen sind.

6

An dem Tag, als McCarthys Leute ankamen, schwänzte ich die Schule und ließ mir von meiner Freundin Emo ein Entschuldigungsschreiben fälschen. Sie besitzt die sehr gut verkäufliche Gabe, anderer Leute Handschrift täuschend echt nachzuahmen, ohne es vorher üben zu müssen, und meine Mutter hat sie perfekt drauf.

Als ich über die Crosby Avenue zu dem Büro ging, fuhr ein ramponierter Bus mit riesigen blau-weißen *McCarthy-for-President*-Tafeln an mir vorbei, und ich rannte los. Bis zum Büro hatte ich ihn eingeholt, und dann standen Al, Brendan und ich als Empfangskomitee vor der Tür und sahen den Leuten beim Aussteigen zu. Sie hatten schon in New Hampshire, Wisconsin, Ohio und noch so ein paar Orten die Vorwahlen hinter sich gebracht. Die eine Hälfte der Leute sah aus wie die in der Appalachia-Sendung auf Kanal 13, die ich mir einmal für die Schule habe anschauen müssen, und die andere Hälfte wirkte wie gammligere Ausgaben von Al DiCicco. Sie trugen billige Halbschuhe, und Al hatte schwarze College-Schuhe mit Troddeln an. Ihre Hemden waren vorn zum Zuknöpfen und aus blauer Baumwolle, während die von Al europäisch geschnitten waren und hinten Abnäher hatten, so daß sie hauteng anlagen, was Al sehr gut stand. Er hatte wie ich den typischen Körper eines Schwimmers.

Al machte sich und uns mit dem Typen bekannt, der anscheinend das Sagen hatte und der mit einem Grunzen und „Vielleicht könntet ihr uns mal beim Ausladen helfen" reagierte.

Wir schleppten Landkarten, Listen, Stühle, Computerbögen, Aktenschränke, Kisten voller Flugblätter, Abzeichen, Aufkleber, Plakate und McCarthy-Einkaufstüten — manche davon tonnenweise mit anderem Krempel gefüllt — aus dem Bus. Binnen zwanzig Minuten konnte man sich in dem Laden kaum noch bewegen.

Der Typ, der die Aufsicht führte, hatte Nikotinflecke auf den Fingern, Trauerränder unter den Nägeln, einen Pferdeschwanz bis auf den Arsch und eine schwarze Hornbrille. Seine Aussprache war ungeheuer verschwommen, und zu einer Einkaufstüte sagte er nur Sack. Erst als jemand anders ihn anredete, fanden wir heraus, daß er Harold hieß. Er ließ sich von Al die Schlüssel geben und fragte ihn, wo die Liste mit den Wahlhelfern wäre.

„Was für eine Liste?" fragte Al.

„Die Liste mit den Wahlhelfern", wiederholte er ein wenig lauter.

„Bill, Brendan und ich sind die einzigen hier."

Harold betrachtete erst Brendan, dann mich und verdrehte schließlich die Augen — etwas, das ich mit wenig Dank zur Kenntnis nahm. Als er sich umdrehte und auf die Landkarte sah, äffte Brendan ihn nach, und Al und ich fanden das sehr komisch. Harold nahm seine Brille ab und putzte sie.

Al sagte: „Das Stadtbüro hat mir nur mitgeteilt, ich sollte hier einfach die Stellung halten und jeden aufschreiben, der hereinkommt. Angeblich wäre es ein Bezirk von untergeordneter Bedeutung."

„Furchtbar." Harold setzte seine Brille wieder auf und nahm die Karte in Augenschein.

„Es ist eine sehr konservative Gegend", fuhr Al fort. „Der einzige Stadtteil mit einem republikanischen Senator und Abgeordneten."

Harold beäugte weiter die Landkarte. „Im Gegensatz zu Richmond County", meinte er, und es war das erste Mal, daß ich jemanden von Staten Island als Richmond County sprechen hörte. „Ich weiß über diesen Bezirk bestens Bescheid", sagte Harold. „Ich habe die Bevölkerungsstatistiken studiert." Er steckte sich eine Zigarette an, schüttelte das Streichholz aus und schwenkte sein Handgelenk, während er den Raum voller geschäftiger Arbeiter überschaute, weiter so, als wolle das Zündholz nicht ausgehen. Dann wandte er sich an Al und mich. „Hier", sagte er, „warum schnappt ihr euch nicht diese Säcke und verteilt Flugblätter in Farrell High."

„Wo?" fragte Al.

„Auf der Farrell High School." Er tippte mit seinem Zeigefinger auf die Karte und hinterließ einen Schmutzfleck.

Ich sah Al an und sagte: „Kathy's." Soweit ich nur zurückdenken kann, sagt jeder zu der Monsignore-Farrell-High-School einfach „Kathy's", weil es früher einmal die St. Kathleen's Mädchenakademie war. Als sie vor zwei Jahren eine gemischte Schule wurde, dachte man sich wohl, man könnte keine Jungs auf eine Anstalt schicken, die nach einer weiblichen Heiligen benannt ist, so daß sie den Namen zu Ehren eines toten Direktors oder sonstwem umänderten. Aber das schien niemand etwas auszumachen oder überhaupt wem aufzufallen, denn nach wie vor heißt sie in aller Munde „Kathy's".

Al und ich betrachteten den Handzettel, mit dem wir Wahlhelfer rekrutieren sollten. Unter anderem wurde darin auf McCarthys Anti-Kriegs- und Anti-Wehrpflicht-Haltung und auf seine Unterstützungsfreudigkeit hingewiesen. Al und ich sahen einander an, und dann sagten wir zu Harold: „Wo, glaubst du, bist du hier eigentlich? In Cambridge oder was?" Wir wußten beide, daß wir diesen Handzettel ebenso gut gleich ins Klo schmeißen könnten.

„Das Flugblatt hat Hunderttausende von Studenten für uns gewonnen", entgegnete Harold.

„Vielleicht in Boston oder Madison, aber nicht in der Bronx", sagte Al. „Du weißt nicht, wo du hier bist, du steigst einfach nur aus deinem Bus."

Harold warf sich ein wenig in Positur. „Ich vertrete hier den Senator", was mich an das angebliche Verhältnis zwischen Gott und den Priestern erinnerte. „Unser vorrangiger Anspruch besteht zunächst darin, für den Kandidaten Wahlhelfer zu werben."

„*So* wirst du jedenfalls niemanden werben", sagte Al.

Harold schien unzufrieden mit uns. „Na schön, ihr könnt den Leuten ja helfen, das Büro einzurichten — wenn es euch genehm ist“, denn Brendan und alle anderen oblagen bereits dieser Beschäftigung.

„Hast du Lust, zum Kathy's zu fahren?“ fragte mich Al.

Ich konnte nicht sagen, wozu *er* Lust hatte. Deshalb versuchte ich es mit „Okay“.

„Dann los“, sagte er.

Die Vorstellung versetzte mich nicht gerade in Entzücken, weil ich doch Bekannte auf dieser Schule hatte — Lorraine und Sue z.B. — die nie begreifen würden, warum ich so auf McCarthy abfuhr. Wir stiegen in Als roten Kharman Ghia und fuhren hinüber ins Kathy's. Al nahm den Haupteingang, und ich ging um die Ecke. Es war Viertel vor drei. Um drei bimmelte die Glocke, und kreischend, als stünde der ganze Kasten in Flammen, schwirrten die Kinder heraus — was man an meiner Schule nie tun würde. Auf der Hogan hatte man sich innerhalb einer Fünf-Block-Zone mit „strengstem Anstand“ zu verhalten, — um nur eine von einer Million Regeln zu nennen, die, wenn Du mich fragst, verfassungswidrig sind; aber die Hogan kann sich's ja leisten.

Als ich die Flugblätter verteilte, kam ich mir restlos bescheuert vor. Wenn überhaupt wer eines nahm, dann lachten sie, warfen es hin oder beides oder sie nannten mich Schwuli oder sowas. Wer Wahlkampfliteratur für einen linken Kandidaten verteilt, fordert die Beschimpfung „Schwuli“ ja auch regelrecht heraus.

Nach circa fünfzehn Minuten ging ich um die Ecke vor das Schulgebäude, wo Al wie irre Zettel verteilte, aber im Grunde auch nicht mehr Anklang fand als ich. Ich ging zu ihm hin und sagte: „Das ist doch Zeitverschwendung.“

„Weiß ich.“

„Los, geh'n wir.“

Er stutzte, sah mich an und sagte: „Warum verteilen wir sie nicht alle.“ Ich dachte mir, daß er Harold etwas beweisen wollte. Deshalb ging ich wieder nach hinten und glaubte, ich hätte Lorraine gesehen. Ich duckte mich schon, aber sie war es nicht. Als die Flutwelle zu einem Rinnsal verebbte, ging ich wieder nach vorn. Al war gerade dabei, die Flugblätter aufzusammeln, die alle im Schulhof verstreut hatten, und ich half ihm.

Wie sich herausstellte, hatte keiner recht oder unrecht, denn in der nächsten Woche bekamen wir acht neue Wahlhelfer vom Kathy's, und Harold schickte uns noch einmal hin.

Nachdem wir die restlichen Handzettel zurück ins Büro gebracht hatten, fragte mich Al, ob ich nicht Lust auf eine Pizza hätte, und ich sagte „Klar". Wir gingen ins *Gold Star* — ein ziemlich schummriges Restaurant, das in holzverschalte Nischen aufgeteilt ist, so daß man immer eine Wand im Rücken hat. Deshalb ist es nicht der beliebteste Pizzatreff. Nach dem Kino konnte man vielleicht eine Freundin dorthinführen. Al hatte die Idee, ins *Gold Star* zu gehen.

Mit „schummrig" meine ich, überall, nur nicht direkt über dem Tisch, wo einem eine schummrige Beleuchtung, wenn überhaupt, doch noch am liebsten wäre; sie haben diese tiefhängenden Lampen mit grünem Schirm und weißer Innenseite, die viel zu hell und so niedrig sind, daß man sich beim Hinsetzen beinah den Kopf dran stößt.

Außer, wenn wir im Büro rumhingen und für die Ankömmlinge vom fünfzehnten Mai alles herrichteten, waren Al und ich noch nie zusammen irgendwo gewesen. Wir sprachen über Harold und diese anderen Wichser im Büro, — wie sie da mirnichts-dir-nichts aus dem Bus gestiegen waren und den Raum aufgemöbelt hatten, ohne ein paar Takte Pause zu machen, ohne auch nur eine Minute ihre Beine auszustrecken, pinkeln zu gehen, eine Zigarette zu rauchen und mal einfach rumzustehen oder sowas. Da fragte mich Al aus heiterem Himmel, wieviele Geschwister ich hätte.

„Keine", sagte ich.

Er saß so irgendwie zusammengeduckt, die Ellbogen auf dem Tisch, die Schultern angezogen.

„Und du?" fragte ich.

„Ich hab' eine ältere Schwester und zwei kleine Brüder."

„Ach ja. Das hast du mir ja erzählt."

Mehr fiel mir dazu nicht ein.

Er zupfte so irgendwie an dem blau-weiß-karierten Tischtuch herum.

Ich sah hoch auf die Darstellung von Venedig, die wohl ein Freund des Inhabers auf die Wand gemalt haben mußte; sie war total in kotzigen Gelb-, Grün- und Brauntönen gehalten. Und ich sagte, ich würde wetten, daß man in Venedig beim besten Willen keine solchen Farben finden könnte. Dabei hatte ich die Hände im Schoß, d.h. eigentlich hielt ich sie aus irgendeinem Grund um die Innenseite meiner Schenkel zusammengekrampft, als säße ich in einem Zahnarztsessel.

Al schnippte inzwischen italienische Brotkrümel gegen die Wand. Der Kellner kreuzte mit unserem Mineralwasser auf, und plötzlich richtete sich Al bolzengerade auf, stemmte die Hände in die Hüften und verfolgte mit intensivem Interesse, als enthielten die Gläser irgendein exotisches Getränk, das er noch nie gesehen hatte, wie sie nacheinander auf den Tisch gestellt wurden.

Ich fragte ihn, wo in Throgs Neck er denn wohnte.

Er begann wieder, am Tischtuch herumzupuhlen. „In der Schurz Avenue, in einem Zweifamilienhaus. Meine Großeltern wohnen im Parterre."

Wenn er mich auch nicht sehr oft ansah, ließ ich ihn nicht aus den Augen, aber sobald er herschaute, lagen unsere Blicke ein bißchen länger aufeinander, als ein gewöhnlicher Blickkontakt mit Fremden dauert. D.h. nicht direkt länger — eher forschend, wie wenn zwei Leute dasselbe im Kopf haben und keiner es als erster ausspucken möchte. Und wenn dann die Worte, die nicht aus unseren Mündern kommen wollten, auf unseren Augäpfeln aufzutauchen schienen, sahen wir schnell in die andere Richtung — er auf das Öl und den Essig z.B., und ich auf die Musicbox. Oder auf die anderen Gäste im Raum oder den Küchenchef, den man durch eine Luke vom Hals ab- und vom Bauch aufwärts sehen konnte. Oder auf den Kellner, derselbe Typ wie seit Menschengedenken, der etwas auf Italienisch in das Telefon neben der Theke brabbelte und dabei, mit dem Rücken zu uns, wie wild seine Zigarette schwenkte. Ich dachte, er hätte Streit, bis er richtig laut und lang lachend seine Zigarettenasche in den Aschenbecher auf dem Tresen tippte. Als unsere Pizza kam, legte er Zigarette und Hörer hin, brachte sie uns und sagte: „Wär' das alles, Jungs?" Wir nickten, und er ging wieder ans Telefon.

Al fragte: „Du bist also ein Einzelkind, hm?"

„Ja."

„Was macht dein Vater von Beruf?"

Ich hatte nicht viel übrig für diese Art Blablah. „Er ist — ",

ich weiß, daß ich rot wurde, „Geschäftsführer bei A & P."
„Und was ist daran verkehrt?"
„Nichts. Meine Mutter arbeitet als Sekretärin. Bei einem Anwalt."
„Ach ja? Mein Vater ist Bauarbeiter. Maurer." So eine Sekunde schien er mich fragend anzusehen wie „Ziehst du jetzt deine Schlüsse daraus?".
Mit vollem Mund schwindelte ich: „Das hört sich interessant an."
Er lachte. „Wo in Pell Estates wohnst du denn?"
„Naja..."
„Etwa in einem dieser Herrschaftshäuser?"
„Was für Herrschaftshäuser?"
„Unten am Wasser."
„Das nennst du *Herrschafts*häuser?"
„Na, wie würdest du denn dazu sagen?"
„Ich weiß nicht — große Häuser eben."
„Wohnst du in einem dieser großen Häuser?"
Ich legte ein halb aufgegessenes Stück Pizza auf den Teller. „Ich will hier raus."
„Was ist denn los?"
„Ich will eben weg."
„*Wieso?*" Er beugte sich vor, und während er auf seinen Teller lossäbelte, verwandelte sich sein Gesichtsausdruck plötzlich von schlitzäugigem Snob zu bestürztem Büßer.
„Ich weiß nicht", sagte ich.
„Ich wollte bloß —", er fing an, ein Stück Kruste wegzuzupfen. „Jeder aus Pell Estates tut sich dick, als wäre es Scarsdale oder was."
„Naja, das glaubt eigentlich keiner. Ich jedenfalls nicht."
Er schraubte die grelle Birne aus der Lampe.
„Meine Eltern haben das Haus schon vor meiner Geburt gekauft", sagte ich, „als es noch viele unbebaute Grundstücke gab. Das Haus ist sehr klein. In der Ohm Avenue. Ecke Watt."
„Ach, gleich neben dem Park?"
„Hm mh."
Er verkniff sich den üblichen Scherz mit „Watt für 'ne Straße?" und fragte nur, ob ich einen Hund hätte.
„Nein, meine Mutter sagt, sie möchte nicht, daß überall im

Haus Haare rumfliegen."

„Manche Hunde haaren aber nicht."

„Weiß ich. Aber sie sagt, sie will nicht, daß ein Hund auf den Teppich scheißt oder pißt."

Mit seinem Strohhalm schubste er die Eiswürfel auf den Boden des Glases und tauchte sie unter.

„Weißt du — wenn's ein Welpe ist", sagte ich, „müßte man ihn abrichten und alles."

Er umspannte das Glas mit seinen Fingern und sah mich mit großen Augen an, als versuchte er, meine Gedanken zu lesen oder was. „Manchmal fährt meine ganze Familie übers Wochenende weg", sagte er, „nach Jersey City, zu meiner Schwester." Anscheinend tastete er sich näher an die Sache, die er mir sagen oder die er herausfinden wollte. „Für gewöhnlich fahr' ich nicht mit." Er spannte und entspannte seinen Dorsalen Interosseus immer wieder. „Dann hab' ich das ganze Haus für mich allein."

Ich versuchte irgendwie das Thema zu wechseln. „Ich hab' eine Tante in New Jersey. In Sea Bright."

„Oh, an der Küste."

„Richtig. Direkt am Strand. Sie hat drei Hunde und sitzt im Stadtrat und alles."

„Was ist sie denn, die Schwester deiner Mutter?" Er lockerte seinen Griff um das Glas und entspannte seine Schultern.

„Die Frau vom toten Bruder meines Vaters. Im Koreakrieg ist er gefallen, mein Onkel." Ich hatte nicht mehr das Gefühl, als müßte ich bei jedem Wort, das er sagte, zwischen den Zeilen lesen. „Sie meint, sie könnte mir dort für den Sommer einen Job als Rettungsschwimmer besorgen."

„Ach ja? Ich muß mir für den Sommer auch 'nen Job suchen."

„Naja, ich nicht unbedingt. Aber ich würd' schon. Mir gefällt's dort unten."

„Mein Vater will mich zu so 'nem richtig zackigen Politiker machen", sagte Al. „Er hat Beziehungen, die's mir erleichtern könnten. Und auch 'nen guten Job für den Sommer könnt' ich dort kriegen, nur will ich nichts mit diesen Leuten zu tun haben. Mein Vater ist von der alten Schule."

„Soll das heißen, daß du gar nicht wirklich Präsident werden willst?"

„Oh doch, das schon. Ich hatte es immer vor. Aber nicht auf die Art, wie er sich das vorstellt."

In aller Stille kamen wir überein, das unausgesprochene Thema fürs erste abzuhaken, und unterhielten uns, wie von einer Last befreit, gemütlich weiter.

Als wir vor meinem Haus im Auto saßen, wandte er sich mir lächend zu und sagte „Bis dann".

Ich machte die Tür auf und zögerte eine Sekunde. Erst sah ich auf sein Knie, dann auf ihn, und schließlich sagte ich „Tschau". Als ich unter der Tür stand, rollte der Wagen langsam davon.

Pell Estates ist ein durch und durch freundliches Viertel und alles, mit lauter Ein-, Zwei-Familienhäusern in den unterschiedlichsten Farben und Formen. Manche sind wirklich sehr alt, und ein paar sind *echte* Herrschaftshäuser aus der Zeit, als es noch zu Westchester County gehörte, worauf sich ja die Oldtimer hier einiges zugute halten. Viele von den Neu-Zugezogenen aber stehen auf so Sachen wie künstliche Plattenverkleidungen über der roten Backsteinfassade, Heilige Müttergottes unter einem Spotlight im Vorgarten, einem betonierten Hof statt dem ursprünglichen und all sowas.

Meine Mutter wollte wissen, warum ich nicht telefonisch Bescheid gesagt hätte, daß ich zu spät zum Abendessen käme. Ich sagte, es täte mir leid, ich hätte es ganz vergessen und wäre schon satt. Sie meinte, ich hätte wirklich soviel Sinn und Verstand haben können, mal anzurufen, damit sie für mich nicht Essen macht und Lebensmittel verschwendet.

Ich nahm ein Bad und stellte mir vor, wie Al und ich es in seinem Kharmann Ghia trieben und wir uns vorsichtig an die Hose faßten. Es war ein sehr langes Bad, denn als nächstes lagen wir mit Lagerfeuer, Grill und allem in einem Schlafsack im Wald beieinander, da klopfte meine Mutter an die Tür und sagte, Tommy wäre am Telefon. Ich antwortete, ich würde mich nachher bei ihm melden. Ich könnte schwören, dieser Typ hat ein Radar oder was. Am nächsten Abend rief ich ihn, glaub' ich, zurück.

7

ALS es am nächsten Tag um Viertel vor drei zum Schulschluß klingelte, hätte man wie immer meinen können, dem Lehrer wäre in einer Schreibtischschublade gerade ein tickendes Zigarrenkästchen untergekommen, so schnell türmten alle aus dem Zimmer und rasten in sämtlichen Himmelsrichtungen den Ausgängen und den Spinden zu, — ohne aber wirklich zu rennen, denn wenn man sich von einem S.C. beim Rennen erwischen läßt, melden sie einen dem Pater McNulty und man bekommt Nachsitzen am nächsten Tag. Und diese verdammten S.C.s verpfiffen einen auch tatsächlich, es war nicht bloß eine leere Drohung, die immer nur in der Luft hängt. S.C. heißt übrigens dieser höchst ehrenwerte Schleimerclub oder Schülerbeirat von McNultys miesen Spitzeln, in den man gelangt, wenn die Noten gut genug sind oder wenn man es gerne will. Ich sah mal ein Jungchen den Korridor entlangrennen und drei S.C.s hinter ihm her, die in der Hitze des Gefechts glatt ein anderes Bübchen über den Haufen trampelten, und wenn das der Sinn und Zweck dieser Nicht-Laufen-Bestimmung ist, dann — na, du weißt schon, was ich meine.

Mein letztes Klassenzimmer war meilenweit von meinem Spind entfernt — ziemlich ärgerlich an Tagen, wo ich kein Schwimmtraining hatte, denn ich mußte so schnell wie irgend möglich raus. Ein Gefühl, als ob man unter Wasser bleibt, um zu sehen wie lange man die Luft anhalten kann, aber erst, wenn man sich schon am Zerspringen fühlt, wieder auftaucht und weiß, in ein paar Sekunden kann man tief durchatmen, aber noch nicht, bis man endlich an die Luft platzt, durch die Nase inhaliert, durch den Mund ausatmet und es einem in Brust und Körper ganz wohltut, und man schwimmt und schwimmt richtig unbeschwert. Durch das Hogantor hinauszugehen, war so ähnlich, nur ohne dieses erhebende Gefühl hinterher. Manchmal merkte ich beim Verlassen des Gebäudes tatsächlich, daß ich die Luft angehalten hatte. Weil ich heute aber noch Training hatte, gab es viel Zeit totzuschlagen, und es war nicht frustrierend, daß ich nicht durch die Gänge abdampfen konnte.

In meiner Spindnische im fünften Stock wimmelte es — eine wüste, laute, vulgäre Szene. Man durfte die Regeln gegen das Laufen, Drängeln und Stoßen ausgleichen, indem man aus Leibeskräften schrie oder brüllte. Ich lehnte mich lässig an die Wand gegenüber und wartete.

Die Hogan steht auf einem sehr felsigen, hügeligen Gelände am Harlem River. Wenn man deshalb zum Haupteingang hereinkommt, ist man eigentlich im dritten Stock. Die Klassenzimmer im ersten und zweiten haben Fenster nach hinten und auf der Seite, damit man über den Fluß schauen kann. Der ist zwar eine Kloake, aber die Brücken sind schwungvoll und anmutig, und auf der Seite von Manhattan gibt es Klippen. Unter dem ersten Stock liegt das Parterre, und Turnhalle und Schwimmbad sind eins darunter. Es dauerte mindestens fünf Minuten, bis man aus dem fünften Stock zum Becken kam, und auch dann hatte man noch ein ziemliches Tempo drauf.

Als genug Platz war, nahm ich aus meinem Spind, was ich brauchte, und stürmte runter zum Schwimmbad. Auf der unbenutzten Treppe, die ich immer nehme, verebbte das Schreien und Dröhnen, wurde gedämpfter und verstummte schließlich ganz, als ich im Kellergeschoß durch die Tür mit der Aufschrift „Kesselraum — Zutritt verboten" ging, durch ein Labyrinth von feuchten Korridoren wanderte und die Abkürzung über eine glitschige Laufplanke ins C-Geschoß einschlug — eine neue Reihe undichter Korridore im trüben Licht nackter Glühbirnen. Der erste schwache Chlorgeruch stieg mir in die Nase, und als ich um eine Ecke bog und wieder im hellbeleuchteten Hauptkorridor stand, sah ich ganz hinten den Eingang zum Schwimmbad vor mir.

Ich ging durch die Schwingtür, die auf der einen Seite *PO* und auf der anderen *OL* stehen hat, und von der Balustrade über den Zuschauersitzen, die das Becken überragen, sah ich Evan und Kevin auf einer Matte am Boden liegen. Ich drehte ständig den Kopf, während ich direkt auf die Garderoben zuging, um mir das Bild einzuprägen. Die beiden machten mit ihren Beinen ganz synchron Lockerungsübungen, und jedesmal, wenn sie sich zu den Zehen streckten und dann hinunterfederten, schwangen ihre braunroten, glatten Haare auf und ab und leuchteten in den Sonnenstrahlen, die durch die hohen, gewaltigen Fenster fielen, rotgolden auf. Mr. Bieniwicz achtete stets darauf, daß man diese Fenster sauberhielt.

Sie ertappten mich, als ich schauend vorüberging, und lächelten mit ihrem weißen Überbiß. Ich winkte lächelnd, und sie winkten zurück. Hier unten war es immer irgendwie schwül.

Die beiden hatten Sommersprossen, graugrüne Augen und ein leicht vorstehendes Gebiß — keine Hasenzähne oder so; ich war froh, daß sich niemand je die Mühe machte, ihnen Spangen zu besorgen. Kevin hatte einen leicht abgebrochenen Vorderzahn, den er sich mal in seinem Erstlingsjahr bei einem Völkerballspiel eingehandelt hatte, als ihm nämlich jemand mit dem Kopf in den Mund rannte. Die beiden gehen auch immer ins Turnen, obwohl man es als Mitglied der Schwimmannschaft gar nicht muß. Ich tat das nie.

Ich bog um die Ecke in Richtung Garderoben. Niemand redet je von der Garderobe — es heißt immer nur Garderobe*n*, vielleicht irgendwie wegen diesem plüschigen, grauen Bodenbelag, der das ganze Gebiet abgrenzt. Ich war nicht gerade scharf darauf, Mr. Bieniwicz zu begegnen, denn ich wußte ja, daß er noch vom Vortag sauer war, wo ich das Training verpaßt hatte, weil der McCarthy-Bus aufkreuzte.

Ich ging an verschiedenen Typen vorbei, die sich gerade umzogen, sagte Hallo, winkte oder nickte, und auch sie sagten *Hallo*, winkten, nickten oder riefen *Hey*. Ich rufe nie *Hey*. Ich hab's ein paarmal versucht, aber irgendwie kann ich mich an den Klang nicht gewöhnen.

Ganz am Ende des Ganges bog ich nach rechts, wo die Trainer und Turnlehrer ihr Büro haben, dieses große, graue, zusammengehauene Zimmer, das aussieht, als hätte man's von einem Zerstörer hierherverpflanzt. Im ganzen Raum sind Zettel, zerknautschte Fußbälle, Schläger, Aushangbretter, gespickt mit Bekanntmachungen vom letzten Jahr, Trophäen und aller möglicher Krimskrams verstreut. Es gibt dort etwa zehn große, graumetallene Schreibtische, die alle aussehen, als wären sie eine Tonne schwer, und an einem davon saß links hinten in der Ecke und in seiner blaugoldenen Badehose, seinem blauen Achselhemd und mit seiner Trillerpfeife um den Hals Mr. Bieniwicz und starrte aus dem Fenster. Das Rouleau neben seinem Schreibtisch war als einziges in diesem Büro je geöffnet. Den Kopf in die Hand gestützt saß Mr. Bieniwicz an seinem Schreibtisch, runzelte die Stirn und klickte mit seinem Kuli, während die Pfeife wie ein unregelmäßiges Uhrpendel ab und zu sachte hin und her schwang. Er ist um die fünfundzwanzig und ein „Alter Herr" dieser Schule. Ich habe sein Bild einmal in einem Jahrbuch in der Schulbibliothek nachgeschlagen. Heute gefällt er mir besser.

Jeder sagt Bieni, Bienchen, Bienenstich oder sonstwas zu ihm, jedenfalls eine von fünfzig sehr geistreichen und brillanten Abwandlungen derselben Grundidee. Ich, wie ich zugeben muß, nicht ausgenommen, sobald ich mit einer Clique von Typen zusammen war, die sich über ihn unterhielt. Sonst allerdings sage ich nur Mr. Bieniwicz zu ihm. Wollte man ihn Bienchen nennen und dabei so richtig kernig und kumpelhaft tun, dann müßte man auch in einem fort von Schinkenklopfen, Spritzfontänen, Muschificken bzw. Muschilecken und darüber reden, wie weit man pissen kann, müßte im Trockentraum den anderen Typen dauernd eins mit dem nassen Handtuch über den nackten Arsch ziehen, lachen und das ganze obendrein auf eine derbe, angeblich unerotische Weise durchziehen. Evan und Kevin nannten ihn niemals Bieni, nicht mal zusammen mit anderen Jungen. Es juckte sie auch nicht, was man über sie redete.

Die Haare von Mr. Bieniwicz waren naß und straff nach hinten gekämmt. Nur ein paar Strähnen fielen ihm über den Handrücken. Das eine sichtbare Bein war unter dem Stuhl eingeschlagen, und sein Fuß stand auf gekrümmten Zehen mit der Ferse in der Luft. Auf der anderen Seite des Zimmers lachten zwei ältere Turnlehrer — Mitte vierzig, stämmige, übergewichtige Bulldozertypen — mit meilenweit gegrätschten Beinen über einen irre komischen Witz und klatschten sich mit ihren haarigen, fleischigen Pranken gegenseitig auf die Schulter. Die beiden gehören zu den Hauptgründen, warum ich nie ins Turnen gehe. Sie sind von der Sorte, die sagt „Okay, fünfzig Liegestütze“ und die dann *einen* vormacht. Wenn's hochkommt. Wahrscheinlich kriegten sie nicht mal zwei zustande.

Mr. Bieniwicz drehte sich um und sah mich in der Tür stehen. „Oh“, machte er. „Komm' rein, Connors.“ Er schob einen Stapel Papiere zur Seite.

„Nimm Platz“, sagte er.

Auf dem Tisch stand einer von diesen kleinen Kalendern zum Aufstellen, der durch die vergangenen Tage Kreuze hatte.

Einer der Turnlehrer ließ einen Lacher los, daß die Scheiben klirrten. Mr. Bieniwicz stand auf und winkte mir, ihm zu folgen. Wir schlenderten so quasi durch die Garderoben. Er hielt seine Arme verschränkt, und ohne mich anzusehen, fragte er: „Was zum Kuckuck war gestern mit dir?“

„Ich war krank. Tut mir leid.“

„Was hat dir gefehlt?“

Ich schwenkte um und schenkte ihm über die McCarthy-Sache reinen Wein ein, obwohl ich aber kein Wort von Al erwähnte. Er schien mich zu verstehen, und wir redeten darüber, als wären wir nur hier, um die Hände in den Schoß zu legen.

„Ich hab' für Bobby Kennedy gearbeitet“, sagte er, „als er '64 zum Senator kandidierte.“

„Tatsächlich? Gegen wen ist er denn angetreten?“

„Gegen Keating, den Amtsinhaber. Es war ein hartes Rennen und — weißt du — in der Regel hat ja der, der schon drin ist, einen Vorsprung, aber —“

„Wahrscheinlich hat er jede Menge Stimmen eingeheimst, weil sein Bruder im Vorjahr gestorben ist.“

„Ja, stimmt, aber Johnsons Anhänger haben ihn durchgepaukt. Damals wollte ich das nicht wahrhaben.“

„Und heute kümmern Sie sich nicht mehr um Politik?“

„Nein — dazu fehlt mir die Zeit.“ Dann wechselte er den Tonfall und sagte: „Paß' auf, Connors, du mußt deine Verantwortung dem Team gegenüber etwas ernster nehmen. Ich kann verstehen, daß dir der Wahlkampf am Herzen liegt, aber du weißt, in fünf Wochen ist Wettkampf. Du hast dich der Mannschaft zur Verfügung gestellt, und es ist nicht richtig, daß du dich auf diese Weise dünnmachst."

„Aber ich möchte beides."

„Nun, der Tag hat nur vierundzwanzig Stunden, und wenn du bei zuviel mitmischen willst, mußt du dich entscheiden, auch wenn beides lohnende, ehrenhafte Aufgaben sind. Zuguterletzt hast du nur widerstreitende Verpflichtungen und leistest nichts Halbes und nichts Ganzes. Du solltest deiner Mannschaft gegenüber eine Verpflichtung empfinden. Kameradschaft —"

Kameradschaft. Vierundzwanzig Stunden am Tag. Bei zuviel mitmischen. Ganz recht. Die meiste Zeit während dieser Standpauke hielt ich meine Augen auf die Trillerpfeife gerichtet, und wenn ich gelegentlich zu ihm aufsah, warf er einen funkelnden Blick zurück und setzte einen Takt lang aus, als würde er sich heimlich, still und leise seiner Worte immer sicherer. Er begann, an seiner Pfeife zu fingern und sagte etwas lauter und etwas tiefer: „Also schön, jetzt zieh' dich sofort um und mach' ein paar Aufwärmübungen extra. Ich will dich schwitzen sehen, wenn ich wiederkomme."

Das gab mir den Rest. Ich meine, es war keine große Sache, ich wußte, er würde sich nicht wirklich vergewissern, ob ich nun schwitzte oder nicht, aber es war so eine typische Äußerung, wie sie diese beknackten Bullterrier von Turnlehrern machten. Ich hätte schwören können, daß er sich bei dem ganzen Gequatsche ein wenig lächerlich vorkam, als übernähme er da sonst jemandes Vorstellung vom rechten Wort am rechten Platz natürlich bloß zu *meinem Besten*.

Dann ging er wieder ins Büro, und ich machte mich gerade über die Nische her, in der mein Spind stand, da lachte mir, nur etwas zehn Fuß entfernt, ein nackter vornübergebeugter Arsch entgegen. Ich sagte: „Hey, Sandy."

Es war Stanley Sandrowski, der sich im Adamskostüm an den Fußnägeln puhlte. Er sah nicht auf. Würde sich die ganze Mannschaft in Reih und Glied stellen und mir nichts als ihren Vollmond entgegenstrecken, — ich schwöre, ich könnte sie mühelos bis auf den letzten identifizieren. Er stellte seinen Fuß so auf die Bank, daß seine Eier im Freien baumelten. Dabei puhlte er weiter an seinen Zehen. „Bieni hat sich fürchterlich angestellt, weil du gestern das Training verpaßt hast."

„Ja, ja, wir haben uns schon unterhalten." Ich öffnete meinen Spind, und im oberen Fach lief eine Küchenschabe über meinen Honigbären. Vor einem Treffen essen alle Schwimmer solche Sachen wie Honig, Nüsse und Gelatine; deswegen habe ich mir diesen Plastikbären zugelegt, den ich mir dann immer in den Mund drücke. Und nun latschte da diese Kakerlake ganz gemütlich auf ihm rum. Sie lief nicht mal davon oder erschrak oder was, als das Licht auf sie fiel.

„Was popelst du dir'n da an den Zehen rum?" fragte ich.

„Ich *pople* nicht, mir ist da so'n verdammter Zehennagel eingewachsen oder so 'ne Scheiße."

„Tut's weh?"

„Ja, ganz schön. Was hast du denn gedacht?"

„Bist du schon mal zu 'nem Fußarzt oder so?"

„Nöö." Er schlüpfte in seine Badehose, setzte sich auf die Bank und rückte sich seine Eier zurecht. Dann zog er den Fuß mit beiden Händen hoch und bog die ausgestreckte Zehe so um, daß er sie etwas näher in Augenschein nehmen konnte. Sie war ganz rot, entzündet und ziemlich dick. „Bieni hat gesagt, ich muß zu 'nem Arzt gehen, aber woher zum Teufel sollte ich zwischen gestern und heute die Zeit nehmen?"

So wie die Zehe aussah, kam es mir zwar so vor, als hätte er es schon seit mindestens einer Woche wissen müssen, aber ich hielt den Mund. Ich nahm ein Handtuch aus meiner Sporttasche und hängte es auf. Handtücher werden einem zwar gestellt, aber es sind die reinsten Windeln und das Waschpulver riecht wie Schweineschmalz oder sowas; deshalb verwahrte ich neben Zahnpasta, Zahnbürste, Kamm, Deo, Desenex, Babypuder, Bufferin und Mullbinden immer mein eigenes im Spind. Die Prozedur, all diese Dinge zu gebrauchen, hat etwas, das mir irgendwie zusagt. Auch ein paar andere Jungs hoben bei sich jede Menge Schrott auf, aber Sandy z.B. besaß nicht das geringste, und dann wird man dauernd gefragt, ob man nicht 'nen Läuserechen oder sowas hätte, und wenn sie ihn zurückgeben und ganz salopp „Danke" sagen, ist das Ding verkrustet mit Fett und Schuppen. Obwohl sowas doch überwiegend in Turnhallen vorkommt. Ich muß zugeben, daß es in unserer

Mannschaft kaum Schmutzfinken gab, aber ich leihe keinem mehr meinen Kamm aus und pfeif' drauf, was sie über mich denken oder reden.

„Warum gehst du nicht zum Schularzt?" fragte ich Sandy.

„Mensch, hast du 'nen Hammer? Zu diesem miesen Quacksalber brächten mich keine zehn Pferde. Und wenn ich in meinem eigenen Blut auf der Straße krepieren müßte, würd' ich nicht —"

„Aber vielleicht solltest du aufhören dran herumzupopeln."

„Ich pople nicht dran rum, du bescheuerter Connors, ich versuch', den verdammten Eiter rauszuquetschen, klar?" Er war nicht wegen mir sauer, — er tobte wegen seines eingewachsenen Zehennagels.

Und dann tat er etwas, das mich wirklich beeindruckte. Er zog sich seinen Fuß in den Mund und begann, an diesem dicken, eitergeschwollenen Zeh zu saugen. Daß Du mich nicht falsch verstehst! Ich sage nicht, daß man bei einem eingewachsenen Zehennagel dran herummampfen und den Eiter fressen sollte, aber in der Regel fände ich nichts dabei, sich den Zeh in den Mund zu stecken. Nur täte ich es nicht. Schließlich finden die meisten Leute dergleichen plump und abstoßend, und Sandy dürfte kaum gewußt haben, daß ich nicht zu ihnen gehörte, aber da saß er und schmatzte ungeniert vor meinen Augen an seinem großen Zeh, ohne sich einen Scheißdreck drum zu scheren, was ich wohl davon hielte. Das muß ich ihm hoch anrechnen. Er stieß einen angeekelten Laut aus, sprang auf, knallte seinen Spind zu und ging nach draußen. Ich rief ihm nach „bis gleich", aber er sagte nichts.

Ich war schon in der Badehose und hängte mir Brille und Nasenstöpsel um den Hals. Die Küchenschabe führte inzwischen ganz am Ende — auf der Öffnung — meines Honigbären einen Balanceakt aus. Ich schmiß das ganze Ding in den Müll, ging an den Beckenrand und machte ein paar Lockerungsübungen. Dort war Sandy; er schaukelte an einem Seil quer über den Boden hin. Evan sah Kevin bei einigen Rumpfbeugen zu, und gerade als ich meine Kniebeugen machte, drehten die beiden sich um und entdeckten mich. Ich sah sie zwischen den Beinen durch an und sagte „Hei". In meinem ganzen Leben habe ich nie zwei so glückliche Jungs gesehen. Das nur mal zum Thema

„Kameradschaft". Sie waren immer glücklich, und das nicht in diesem plumpen, landläufigen Sinn, wie so viele Leute angeblich glücklich sind. Ich meine, diese beiden wirkten absolut froh und zufrieden, was immer sie auch taten. Für Geometrie interessierten sie sich anscheinend genauso wie z.B. für Geschichte, und meistens ist man doch in einem von beidem beschissen — z.B. in Geometrie. Ich glaube nicht, daß einer von ihnen es überlebt hätte, wenn dem anderen etwas zugestoßen wäre. Sie waren verrückt nacheinander. Ich meine, nicht im erotischen Sinne! Oder vielleicht doch. Was weiß ich! Wenn das Verhältnis dieser Zwillinge nämlich kein sinnliches war, dann weiß ich nicht, wie Du es nennen würdest. Ständig lächelten sie sich im Training an, waren verspielt und ließen sich ihre nassen Badehosen gegenseitig auf den Hintern knallen, was, nebenbei bemerkt, inzwischen eines der schönsten Geräusche der Welt für mich ist — dieses nasse Klatschen. Wie oft gäbe ich sonstwas drum, ihnen mal auf den Hintern zu hauen, meine Hand dort drunterschlüpfen zu lassen und mich vorzutasten. Schwimmer haben ja schon für gewöhnlich verdammt knackige Ärsche, aber die von Evan und Kevin waren unvergleichlich. Ich meine, auf ihrem Sitzfleisch hätte man einen Kasten Cola abstellen können, kein Problem. Und dazu der Stretch, der sich um das untere Podrittel schmiegt — Du weißt ja, bei den meisten rutscht er ein bißchen hoch und legt ein paar Fingerbreit frei — er kneift ihnen so ein bißchen in die Haut, nicht wahr? Nicht bei Evan und Kevin. Nicht die geringste Falte!

Sandy tat einen Brüller wie Tarzan, schwang sich von seinem Seil und purzelte, knapp über mich hinweg, mehrmals durch die Halle. Evan, Kevin und ich machten schon gewohnheitsmäßig Überschläge, an denen wir Monate gearbeitet hatten. Ganz akrobatisch. Sandys Zeh schien es gar nichts auszumachen. Inzwischen hatte der größte Teil der Mannschaft sich eingefunden. Mr. Bieniwicz erschien, wir machten den Kreis und anschließend Lockerungsübungen — härter als gewöhnlich. Auch im Schwimmbecken ließ er uns statt achthundert heute tausend Meter schwimmen, aber mich störte das nicht. Schwimmen ist für mich die einzige Gelegenheit, mal irgendwie abzuschalten, an nichts zu denken, mich vital zu fühlen und so richtig auszutoben, denn auch wenn es strapaziös und schmerzhaft wird, gleitet und segelt man, sofern man fit ist, immer weiter, weiter, weiter dahin und dann raus, und es ist viel schöner als im wirklichen Leben.

Als Mr. Bieniwicz abpfiff, setzten wir uns an den Beckenrand, ließen die Beine ins Wasser baumeln und sprachen über den Wettkampf. Dabei warnte er uns vor den glitschigen Wänden im Mount's. Anders gesagt: Unser Schwimmbecken ist aus Beton, und das von denen aus Kacheln. Während wir keuchten, schlenderte er mit verschränkten Armen herum und hielt uns vor, wer aufpaßte, wer trödelte und was wir falsch machten. Dann fragte er: „Sandy, bist du beim Arzt gewesen, wie ich dich gebeten hatte?"

„Ähm, nein..."

„Warum nicht?"

„Naja, ich — äh..."

„Du schläfst ja immer. Laß' mich mal einen Blick darauf werfen." Sandy rappelte sich auf, und Mr. Bieniwicz trat zu ihm, ging in die Hocke und besah sich den Zeh. „Geh' duschen, zieh' dich an und wart' auf der Balustrade auf mich, klar?"

Nach dem Training machten wir noch einmal den Kreis, wobei ich bezweifeln möchte, daß irgendein anderes Schwimmteam diese Übung macht. Man sitzt im Kreis wie die Indianer, klatscht in die Hände, schließt die Augen und singt diese Laute, die einen harmonisch oder was machen sollen. Ich will hier nicht näher darauf eingehen. Das Gefühl hinterher gefiel mir immer ganz gut. Es war so — ich weiß nicht recht — so idyllisch. Und damit Du's genau weißt: Das Händchenhalten gefiel mir auch, je nachdem, wer links und rechts neben mir saß. Von wegen der Harmonie bin ich mir weniger sicher. Ich hatte den Eindruck, Mr. Bieniwicz wollte den Konkurrenzkampf innerhalb der Mannschaft verringern. Das heißt, nicht den Konkurrenzkampf. Ich meine, im Training war jeder wirklich kooperativ, bei Wettbewerben noch mehr, aber sowie das Training oder der Wettbewerb vorbei war, hockten Senioren und Junioren schön für sich beieinander, und es gab nur vier Zweitklässler wie wir und Neulinge überhaupt nicht. Dabei ist es schon ungewöhnlich, daß überhaupt Zweitklässler im Team sind, von anderen ganz zu schweigen, wie ich, glaub' ich, schon erwähnt habe.

Die Hogan hat keine Duschkabinen, nur einen großen Sammelduschraum. Manche Senioren spielten dort derart verrückt, daß sie sich gegenseitig anpißten, abseiften, sich kämpfend über den ganzen Boden wälzten und so weiter — was ja alles oft echt geil zum Anschauen ist, aber ich wußte: Würde ich da je mitmachen, dann stünde ich zuguterletzt mitten im Duschraum und hätte einen stehen. Für gewöhnlich beeilte ich mich, dort schleunigst rein und raus zu kommen.

In der Garderobe lästerten ein paar über den Kreis und sagten, Mr. Bieniwicz wäre ein Schwuli. Vielleicht wurde es deshalb nie so ganz harmonisch. Immer, wenn ich höre, daß man jemand einen Schwuli nennt, geschieht es aus dem falschen Grund. Zu mir sagt keiner Schwuli, wenn ich nicht gerade mein McCarthy-Abzeichen trage oder meinen Kamm nicht ausleihe und bei anderen ähnlich trefflichen Anlässen. Hier in der Schule gab es Priester, die huschten in ihrer Soutane rum, als wären sie Nonnen, aber nie hörte man, daß jemand ihnen Schwuli nachschrie. Mr. Bieniwicz dagegen nannten sie so, nur weil er den Kreis machte.

Mir hat mal einer erzält, er wäre ein Kriegsdienstverweigerer, ganz amtlich und alles, und deshalb wäre er jetzt auch nicht in der Armee oder in Vietnam. Als Mr. Bieniwicz mir diese Kameradschaftspredigt hielt und ich ihm in die Augen sah und er so zurückfunkelte, hat er vielleicht gespürt, daß ich sehen konnte, wie er eigentlich selbst nicht daran glaubte, aber es sich wünschte — oder einmal daran geglaubt hatte und sich wünschte, er könnte es immer noch — oder es zwar immer noch tat, aber darüber hinwegkommen mußte.

Ich sah mich nach Sandy um, aber der war schon fort. Da ging ich zu Evan und Kevin hinüber, die gerade ihre Krawatten umbanden, und fragte sie, ob sie wüßten, was Mr. Bieniwicz mit ihm gesprochen hatte. Die beiden waren stets über alles im Bilde.

„Er hat ihn zum Schularzt geschickt“, erwiderte Evan.

„Aber er wollte nicht hin“, ergänzte Kevin.

„Und ist er's schließlich?“ wollte ich wissen.

„Hm mh“, erwiderten beide.

Dauernd höre ich Typen, die die Zwillinge nicht einmal kennen, darüber reden, daß sie inzüchtig wären und all sowas.

Mancher wirft ihnen ganz schön harte Beleidigungen an den Kopf, aber die beiden kümmern sich einen Scheißdreck darum. Ich meine nicht, daß sie nur so taten, ich meine, es juckte sie wirklich nicht, was einer über sie dachte. Sie waren absolut — naja, so perfekt. Zusammen.

8

ALS ich nach Hause kam, guckte mein Vater im Wohnzimmer fern, und auf einem Stövchen auf einem Teller über einem Topf mit kochendem Wasser stand unter einer Aluminiumschüssel mein Abendessen für mich warm. Ich ging an dem Zimmer vorbei, wo meine Mutter an ihrem nußbraunen Frisiertisch gerade ihr Makeup auflegte und sagte „Hei“. Sie sagte „Hei, Schatz“, und ich ging in mein Zimmer, um mich auszuziehen.

Sie hatten sich gestritten. Ich weiß das, ich kann das immer genau erkennen. Es hängt in der Luft, in ihren Gesichtern und an ihren krampfhaft lockeren Posen wie eine explodierte Kirschbombe. Sie streiten sich viel — nicht gerade, wenn ich in der Nähe bin, aber oft tauche ich überraschend auf, und dann kann man genau sehen, daß sie sich bis zu dieser Sekunde noch bitterböse in den Haaren hatten.

„Deine Tante hat angerufen“, schrie meine Mutter aus ihrem Zimmer. „Ruf' sie heute abend zurück. Es geht um den Job. Und Tommy.“

„Ist gut.“

Dann sagte sie mit gezwungener Freundlichkeit in der Stimme: „Wie war's im Training?“

„Fein“, antwortete ich dem Qualm, der aus dem Zimmer waberte. Ich hasse das, wenn sie nach dem Training fragen, denn zu einem Wettkampf kommen sie ja doch nie. Als ich frisch auf der Uni und noch in der Juniormannschaft war, tat es mein Vater zwar hin und wieder. Aber nachdem ich's erst mal geschafft hatte, verlor sich das völlig. Ich habe ihn nie gefragt, warum.

Meine Eltern umgibt so einiges Geheimnisvolle, über das ich mir meine Gedanken mache — Dinge, die nie angesprochen werden, wenn ich in der Nähe bin, — unsichtbare Themen, die sich sozusagen rings um die Wände dieses Hauses ranken, ohne daß einer sie je beim Namen nennt. Jedenfalls nicht, wenn ich da bin. Ich glaube z.B., daß sie sich eigentlich mehr Kinder wünschten, sie aber aus irgendeinem Grund nicht bekommen konnten. Oder der eine wollte mehr Kinder haben — ich weiß nicht, wer — und der andere nicht. Außerdem ist meine Mutter zehn Jahre jünger als mein Vater — sie hat ihn geheiratet, als sie achtzehn war und mich genau neun Monate später zur Welt gebracht. Ich will damit nur sagen, daß sie ihre Ehe, glaub' ich, leid ist. Vielleicht altert er ihr zu schnell. Natürlich habe ich keinerlei Beweise für das alles, aber ich für mein Teil glaube steif und fest daran.

Ich rief bei meiner Tante an. Sie sagte, ich solle nächsten Sonntag zu ihr runterfahren und diese schriftliche Prüfung, diese Rettungsschwimmerausbildung und lauter so dämliches Zeug machen, ein Ganztagsjob, mit anderen Worten, und morgens um acht finge es an. Ich antwortete, klar, Freitagabend würde ich den Bus nehmen, wenn sie nichts dagegen hätte, und sie sagte, sie würde mich abholen und alles.

Als ich in die Küche ging, rief ich meinem Vater Hallo zu. „Hallo", antwortete er. Dann legte ich mein Buch aufgeklappt auf den Eßzimmertisch, setzte mich hin und aß.

Meine Mutter kam herein und sagte, sie ginge zu Evelyn zum Kaffee. Sie nahm ihre Schlüssel und ihren Glimmstengel von der Anrichte. „Im Kühlschrank steht noch eine Schüssel Preiselbeersoße. Hast du denn meinen Zettel nicht gelesen?"

„Nein", sagte ich in das aufgeklappte Buch, das meinetwegen wohl auch auf dem Kopf hätte stehen können, denn es war Geometrie. Ich habe immer ein aufgeklapptes Buch vor mir liegen, damit es aussieht, als wäre ich beschäftigt. Zum Abendessen gab es dieses Zeug, diese Putenrolle, das sie einem tiefgekühlt und hart wie ein Holzscheit anbieten und das nicht aussieht, als hätte davon je was zu einer Pute gehört. Dann schon eher zu einem Baum. Mit der *Famosen Amerikanischen Bratensoße* von *Heinz* drüber.

Meine Mutter blieb eine Sekunde lang stehen, und ich wußte, daß sie mich ansah. Sie steckte sich eine Zigarette an, legte sie in den Aschenbecher und ging zum Kühlschrank. „Wie oft muß ich dich noch bitten, in diesem Haus nicht halbnackt rumzulaufen?"

In diesem Haus darf ich *nie* halbnackt rumlaufen. Zum Glück habe ich noch keine Haare auf der Brust, aber wenn je, dann muß ich sie mir abrasieren oder mein Hemd stets bis zum Kragen zuknöpfen. Vielleicht übertreibe ich da ein *bißchen*, aber ich glaube wirklich, es geniert sie, daß ich nun mal fast erwachsen und ein Mann und ein geschlechtliches Wesen bin. Sie wünscht sich, ich wäre immer noch ein Kind. Beide tun das.

Sie fand ihre Preiselbeersoße und stellte sie auf den Tisch. „Los, zieh' dir einen Bademantel oder deinen Pyjama an."

„Ich hau' ab." Ich knackte mit den Zehengelenken meines linken Fußes.

„Wohin willst du?"

„Wahlpropaganda." Ich wollte nirgendwohin. Ich hatte vor, Hausaufgaben zu machen.

„Das schlag' dir aus dem Kopf. Damit verbringst du mir viel zuviel Zeit. Ich weiß gar nicht, wann du eigentlich deine Hausaufgaben machen willst."

Obwohl ich wußte, daß sie das Ende meines Telefongesprächs mitangehört hatte, sagte ich: „Samstag muß ich zu Tante Margie — Freitagabend — wegen dem Job."

„Ach ja? Na schön", kam, wie vorhergesehen, die Antwort, denn natürlich würde sie tun, als hätte sie nicht gelauscht.

Ich rührte die Preiselbeersoße mit keinem Finger an. Ich aß weiter, was auf dem Teller war, starrte in mein Geometriebuch, als sei ich echt darin vertieft, und knackte mit den Zehengelenken.

„Gegen zehn bin ich zurück", sagte sie, ging zur Haustür und rief meinem Vater zu: „Gegen zehn bin ich zurück." Ich hörte ihn zwar nichts antworten, aber dann sagte sie „Bei Evelyn" und verschwand.

Ich goß die Preiselbeersoße auf den Teller und aß fertig. Dann spülte ich das Geschirr, rief Tommy an, und er fragte, ob ich Freitag mit Sue, ihm und Lorraine ins Kino gehen wollte.

„Du meinst, morgen?“ sagte ich.

„Den Freitag *drauf.*“

„Das ist ja noch über eine Woche.“

„Man macht eben seine Pläne, weißt du.“

Diese Art Termingestaltung war mir neu. „Ja, hm, worein denn?“

„Weiß ich doch nicht!“, als hätte ich da saublöd gefragt. Bei unserem letzten Doppelrendezvous hatten Tommy und Lorraine eigentlich gar nicht auf den Film geachtet. Wir saßen auf der Galerie, und die beiden trieben es praktisch mitten im Kino, so daß das Programm für sie im Grunde egal ist.

„Tja, das kommt auf den Film an“, sagte ich. „Wie wär's mit *Planet der Affen*?“

„Das hört sich ganz gut an.“

Ich konnte mich erst nächste Woche überwinden, Sue zu fragen.

In dieser Nacht beschäftigte ich mich ziemlich lang damit, den Namen von Al DiCicco millionenmal mit allen möglichen Filzstiften und in allen möglichen Stilrichtungen hinten in mein altes Geschichtsheft zu malen.

Ich schob es noch dauernd vor mir her, ihn anzurufen, aber es gab ja nichts Besonderes. Zuletzt dämmerte mir wieder, daß wir doch vorhatten, Freitag die Wohnungen abzuklappern.

Ich hatte seinen Vornamen mit Bleistift unter „McCarthy“ in meinem Adreßbuch eingetragen, und erst ein paar Wochen später fügte ich mit Federhalter seinen Nachnamen hinzu.

„Ja bitte?“ Es war sein Vater.

„Guten Tag, könnte ich bitte Al sprechen?“

Er legte den Hörer hin und brüllte. „Al!“

Irgendwo in der Ferne hörte ich Al fragen: „*Was* denn?!“

„*WAS-DENNSEN SIE MICH NICHT, Mr. Supergescheit, sonst kleb' ich Ihnen eine! Telefonieren Sie!*“

Al's Vater war der Anrufbeantworter vom Dienst. Ich rief nun schon das vierte oder fünfte Mal dort an, und immer hatte er sich gemeldet. Als ich das erste Mal nach Al fragte, antwortete er noch „Junior oder Senior?“, und ich versuchte es mit „Junior“. Wahrscheinlich erkennt er mich jetzt schon an der Stimme.

„Hallo?“ Es war Al.

„Hallo Al?“

„Ja — oh, hei!“

„Hei!“

„Was treibst'n du?“

„Och — nichts — Hausaufgaben machen.“

„Ich auch — versuchsweise.“

Pause. Er sagte nicht „Was gibt's?“ oder was in dieser Art. Im Hintergrund lief ein Fernseher, und dann bellte ein Hund und ein paar Kinder lachten und kreischten. Ich sagte: „Bist du heute schon im Büro gewesen?“

„Nö, du?“

„Nein. Hör' mal, Al, ich muß Samstag runter nach Jersey.“

Im Hintergrund plärrte eine Frau: „Papa! Bring' den Hund nicht mit rauf. Ich hab' dir schon tausendmal gesagt —“ Und dann fing sie an, Italienisch zu sprechen.

„Billy, Sekunde“, sagte Al. Er nahm den Apparat mit auf sein Zimmer. Weiß der Henker, was er tun würde, wenn er nicht sein eigenes Zimmer hätte. Ich versuchte mir vorzustellen, was er anhatte — kein Hemd oder nackte Füße oder bloß eine Unterhose oder weiß-der-Geier. Ich tat das jedesmal, wenn ich ihn anrief.

Dann flüsterte er: „Ich dachte, wir hätten uns zum Klinkenputzen verabredet — du weißt schon, du und ich.“

„Ja, ich weiß, und ich würde ja auch gern, ich meine, das wäre mir wirklich lieber, aber ich muß dorthin und Prüfungen ablegen und so, wegen der Bademeistersache — du weißt doch, der Job, von dem ich dir erzählt habe.“

„..Ach ja.“

„Ist mir jetzt erst eingefallen. Meine Tante hat angerufen —“

„Aha. Also, äh, wie geht's dir?“

„Prima, ich mach' gerade — Hausaufgaben.“

„Ach ja? Für was denn?“

„Geometrie.“

„Ähx.“ Wir lachten. Dann hörte ich wieder seinen Vater und seine Brüder im Hintergrund herumschreien, konnte aber nicht sagen, weswegen. Al meinte: „Dann sollten wir jetzt wohl besser Schluß machen.“

„Oh, in Ordnung.“

„Danke für den Anruf.“
„Mmmh —“
„Bill?“
„Ja?“
„Könnten wir nicht am *Sonntag* losziehen?“ fragte er.
„*Ja*!“
„Alles klar?“
„Alles klar!“
„Tja, also, äh, bis dann, ja?“
„Um zehn?“ fragte ich.
„Gern.“
„Okay. Tschau.“
„Tschau.“ Ein leises Klick.
Ich brachte meinen Steifen auf mein Zimmer und sprang dann regelrecht hin und her. Anschließend machte ich fünfzig Liegestütze und fünfzig Grätschsprünge. Das und Sue waren die Dinge, die mir am fernsten lagen. Ich nahm eine Dusche, legte mich in die Wanne, seifte mir den Schwanz ein und holte mir zu „Al und ich in Stellung 69 im Wald neben dem Lagerfeuer“ einen runter.

9

ALS Kind bin ich sonntags immer mal zu meiner Tante gefahren. Aber neuerdings, ich meine, so seit etwa zwei Jahren, besuche ich sie auch öfters allein übers Wochenende, meist im Sommer. Sie hat mich gerne um sich. Ich gehe viel schwimmen, aale mich in der Sonne, lasse mich bräunen, fahre manchmal mit ihr Motorrad, grille und lauter so Sachen. Und sie behandelt mich nicht wie ein Kind. Ich meine, sie behandelt mich schon als Kind, aber nicht als minderwertigen kleinen Dümmling, wie es die meisten Erwachsenen mit dem Begriff „Kind" gleichsetzen. Außerdem stellt sie keine Fragen wie: Hast du denn keine Freundin, Magst du Mädchen, Wie heißt denn dein Schatz? oder sagt, ich müßte allen Mädchen das Herz brechen, wie mir verschiedene andere Verwandte dauernd in den Ohren lagen. Meine Tante hatte sowas nicht *einmal* gesagt. Sie erkundigte sich nach der Schule und nach der Schwimmannschaft, und ich weiß, daß ich ihr über Pater McNulty, Mr. Bieniwicz, Tommy, Lorraine, Joey und Roxanne erzählt habe.

Nachdem sie mich an diesem Freitag vom Bus abgeholt hatte — sie fährt diesen weißen Jeep Renegade —, aßen wir bei ihr zuhause das ganze geräucherte Hähnchen, das sie sich von den Ozarks oder woher hatte schicken lassen, und plauderten dabei. Sie fragte mich, wie's denn mit dem Schwimmen stünde, und ich weiß noch, daß ich ihr von Evan und Kevin erzählte und ihr haarklein beschrieb, wie die beiden aussähen. „Das klingt ja wirklich süß", meinte sie, und als ich antwortete „Oh, das sind sie auch", sah sie mich an und mir blieb der Bissen im Halse stecken. Aber sie lächelte nur und zwinkerte mir zu.

10

HAROLD stellte sich die Sache so vor, daß wir jeder in unserem eigenen Viertel arbeiten sollten, denn wenn man sagen könnte „Hei, ich heiße Joe Schmo und wohne hier um die Ecke“, würde jeder seine Lauscher stellen und zuhören. Ich sage nicht, daß es keine gute Idee war. Sie war ganz vernünftig, aber ich wollte nicht unbedingt von irgendeinem Bekannten dabei gesehen werden. Ich meine, es ist doch eine ziemliche Schwuli-Sache, mit Wahlkampfschriften an der Tür zu klingeln und zu sagen: „Guten Tag, ich arbeite für McCarthy-for-President.“ Wenn mich irgendein Freund dabei sähe, würde er mich überhaupt nicht mehr verstehen. Ich hatte das alles auch schon Al auseinandergesetzt, und deshalb klapperten wir die Wohnviertel auf der anderen Seite des Wahlbezirks ab, Westchester Square und so weiter. Al hatte Verständnis, obwohl es ihn angeblich nicht juckte, wer ihn wo was tun sähe.

Sonntags um fünf vor zehn holte er mich ab. Ich erzählte ihm von meiner Rettungsschwimmerprüfung. Es war alles gutgegangen. Ich war durchweg der Beste, hatte den Job praktisch schon in der Tasche und sollte am letzten Freitag im Juni antreten.

Es standen noch mehrere andere im Büro. Und mit Stehen hat sich die Arbeit dieses Wahlkämpferhäufchens auch fast schon. Für viele war es nur ein geselliger Treff — ein Vorwand, um von zuhause wegzukommen.

Manche dieser sogenannten Liberalen in unserem Büro schwafelten eine Ewigkeit über Bürgerrechte für Schwarze, Traubenpflücken und alles und rissen schon im nächsten

Atemzug einen dreckigen Witz über Schwule. Würde das McCarthy je spitzkriegen, der würde ihnen ganz schön heimleuchten, glaube ich.

Ein paar Tage darauf schickte uns Harold mit einem neuen Satz Flugblätter zum Kathy's. Ich nahm wieder den Seiteneingang, denn ich sagte mir, wenn Lorraine und Sue letztes Mal nicht hier rausgekommen wären, dann dieses Mal auch nicht.

Ich verteile gerade diese Handzettel, da steht urplötzlich Lorraine mit einer ihrer Freundinnen — Sue war es nicht — auf der Treppe. Da es noch drei andere Ausgänge gab, hatten sie natürlich ausgerechnet *den* genommen. Ich also teile unverdrossen weiter meine idiotischen Flugblätter aus, weil ich mich nicht hinter einem Busch oder was verkriechen will, und schon hat Lorraine mich gesichtet und beide kommen her. „Hey, Billy. Was treibst *du* denn da?" fragte Lorraine und betrachtete mich mit dem einen Auge, während ihr anderes offenbar lebhaften Anteil an allem nahm, was hinter meiner Schulter vorging.

Ich gab den beiden einen Zettel und verteilte die anderen weiter. Sie glotzten ihn an, als wäre es Chinesisch oder was. Dann musterten sie sich gegenseitig mit großen Fragezeichen über ihrem Kopf wie die Männchen in Comicheften, und das fremde Mädchen sagte: „Wer ist denn McCarthy?" „Er tritt für die Präsidentschaft an", antwortete ich, und Lorraine fragt: „Du meinst, von den Vereinigten Staaten?" Weil mir im Moment nichts Spritzigeres einfiel, sagte ich einfach: „Ja."

„Wie kommst denn *du* dazu, sowas zu machen?" erkundigte sich Lorraine. „Wirst du dafür bezahlt?"

„Ja." Das war das Einfachste. Sie schienen bei meiner Antwort etwas aufzuatmen.

„Wo ist denn Sue?" fragte ich, ohne daran zu denken, daß die beiden ja eigentlich keine Freundinnen waren — ich meine, so daß sie dauernd zusammenhingen.

„Weiß nicht. Hast du sie nicht Freitagabend oder so angerufen?"

„Nein." Es war am Donnerstag gewesen.

„Na, dann tu' das lieber. Sie steht in dieser Gegend nämlich ziemlich hoch im Kurs", sagte sie eingeschnappt.

„Ich ruf' sie heut' abend an."

„Überhaupt haben Tommy und ich momentan Stunk. Ich weiß also nicht mal, ob wir mitkommen."

„Ihr kommt mit."

Sie waren schon halb am Fortgehen, da lavierte ich Lorraine so quasi auf die Seite und sagte: „Lorraine, paß' auf, sag' davon nichts gegenüber Tommy oder wem, — daß du mich hier diesen Kram hast verteilen sehen."

Sie sah mich an und antwortete: „Du kriegst nicht wirklich Geld dafür, oder?"

„Nein."

„Wozu machst du's dann?"

„Weil ich will."

„Du willst?"

„Ja."

„Wieso?"

„Weil McCarthy gegen den Vietnamkrieg ist und weil ich nicht einberufen werden möchte, klar?"

„Deshalb mußt du doch nicht gleich pampig werden."

„Werd' ich gar nicht — das verstehst du eben nicht, Lorraine." Und fort ging sie.

Ich stellte mir vor, wenn ich nun gesagt hätte „Weil ich in den Typen, der im McCarthy-Büro arbeitet, verknallt bin", was ja der zweite Grund war. Oder auch der erste.

Nach Kathy's klapperten Al und ich die Häuser gemeinsam ab. Gemischte Paare hatte Harold zwar lieber, weil die Leute einem Mann und einer Frau angeblich bereitwilliger aufmachten, aber es arbeiteten ja sowieso schon mehr Männer als Frauen im Außendienst.

Das alles geschah zwei Tage, nachdem McCarthy bei den Vorwahlen in Nebraska von Kennedy besiegt wurde. Als wir über die Kampagne sprachen, waren wir uns einig, daß McCarthy nächste Woche in Oregon gewinnen müßte, oder er könnte einpacken.

Nachdem wir dann später das Büro verlassen hatten und wir in Als Auto saßen, fragte ich ihn, ob er nicht Lust hätte, ins *Gold Star* zu fahren. Er gab mir so eine Art Knuff in den Schenkel und sagte „Klar".

Ich erzählte ihm von dem bevorstehenden Wettkampf, und wir unterhielten uns über Schwimmen allgemein. Seine beste

Disziplin ist Schmetterling und meine Brust. Ich schilderte ihm, welche Lockerungsübungen meine Mannschaft vor dem Training machte, und von da kamen wir auf Fitneßstudios, und er sagte, die Schenkel wären seine Lieblingsmuskeln. „Der Rectus Femoris und der Vastus Lateralis."

„Ich mag so die Stelle, wo der Obliquus auf den Iliacus trifft", sagte ich.

„Oh, ja, das sieht irre aus."

„Wie es sich so sachte runterzieht zu den Bauchmuskeln."

„Ja."

Während wir so über all das sprachen, wurden wir richtig aufgeregt und der Bereich um unseren Tisch schien sich mit Hitze zu laden. Ich saugte gerade mit dem Strohhalm an meiner Cola, da fragte er: „Schaust du dich gern im Spiegel an — du weißt schon, in diesen mannsgroßen, langen?"

Ich muß wohl rot angelaufen sein oder mich verschluckt haben oder beides, weil ich mich, wie vielleicht schon erwähnt, zufällig wirklich gern in großen Spiegeln anschaue, besonders, wenn ich meine Badehose trage, die blaue Lycra-Speedo mit einem fingerbreiten goldenen Streifen auf jeder Hüfte. Ich sah zu ihm auf, ohne meine Lippen vom Strohhalm zu lösen. „Ja", sagte ich. „Mitunter schon." Mitunter kriege ich ja einen Steifen, wenn ich bestimmte Jungs, wie Evan und Kevin, beim Training beobachte, und wenn Du's ganz genau wissen willst: Manchmal geht mir auch tatsächlich einer hoch, wenn ich mich in dieser Badehose ansehe. Genau wie z.B. gerade dort im *Gold Star*.

Al zog sich ein langes klebriges Stück Käse aus den Zähnen. „Ich mich auch. Mitunter. Z.B., wenn ich eine Badehose anhabe."

An diesem Abend muß die Pizza wohl besonders matschig gewesen sein, denn wir ferkelten den Tisch ziemlich ein. Wir hörten auf zu reden, saßen da, und unsere Augen waren so quasi zusammengeleimt. Wir verstanden uns, ohne das Kind beim Namen zu nennen und ohne gewisse Dinge zu sagen. Das heißt, verstehen ist nicht das richtige Wort. Es war, als trieben wir in einer Bucht oder so auf dem Rücken und als wiegte uns eine Welle manchmal gemeinsam hin und her. Anders gesagt: Hätte die Welle fühlen können, hätte sie uns für Teile von *einem* Körper gehalten. Oder für Teile der Welle. Oder für die Welle selbst.

11

DER Abend meines zweiten und vorletzten Rendezvous' mit Sue kam näher — wieder war es ein doppeltes Rendezvous mit Tommy und Lorraine, und wieder im Kino.

Weil mein Vater gerade seinen wöchentlichen Einkauf im A & P machen wollte, wo er Geschäftsführer ist, bat ich ihn, mich bei Sue abzusetzen. Ich sagte nicht, wessen Haus es war oder wohin ich ginge, und er fragte nicht. Kennst du das, wenn in den Filmen ein Junge seinem Vater erzählt, er hätte gleich sein erstes Rendezvous, und der Vater sich in die Brust wirft, als hätte man gerade *ihm* gesagt, er wäre der männlichste Macho der Welt? Und wenn der Vater seinem Sohn auf die Schulter klopft, „Mein Junge, jetzt bist du ein Mann" sagt und ihm dann von Parisern und Pipapo erzählt oder ihm vielleicht gar welche gibt? Na, mein Vater würde sowas nicht nur nie im Leben tun, sondern hätte, wenn ich zugegeben hätte „Papa, heute hab' ich mein erstes Rendezvous mit einem Mädchen", — nun, ich weiß nicht, *was* er getan hätte. Ich meine, ich würde ihm so etwas auch nie gestehen. Nicht, daß ich ihn unbedingt ganz aufgekratzt sehen wollte, weil ich tatsächlich mal mit einem Mädchen ausging, — nein, ich *wollte* ja gar keins ausführen. Ich wünschte mir einfach, ich hätte mit ihm über meine Gefühle gegenüber Jungs sprechen können — genauso, wie wir immer über die Schlacht von White Plains und die UFOs sprachen. Aber so etwa seit ich anfing zu wichsen, begann sich diese Mauer zwischen uns aufzubauen, und mittlerweile ist sie zehn Fuß hoch und sechs Fuß stark. Und selbst, wenn es keine Mauer gegeben hätte, hätte ich ihm doch nie im Leben über meine Gefühle gegenüber Jungs erzählen können. Ich meine, ich kenne nicht einen Jungen, der mit seinem Vater über etwas anderes spricht als Sport, wer den Müll rausbringen oder den Rasen mähen soll oder wie *er* noch ein Kind war und all so höchst gravierende Dinge. Und mein Vater kriegt doch schon Zustände, wenn im Fernsehen BH-Werbung kommt. Du erinnerst dich?

Jedenfalls dachte ich mir so im Auto, daß ich viel lieber ein kleines Kind wäre, mit ihm ins A & P ginge, vorn im Einkaufswagen säße und mich darin von ihm herumschubsen ließe, daß der Wagen losrollt und ich quietsche vor Vergnügen, und daß er hinterherrennt und die Karre anhält, wenn mir ein Zusammenstoß droht. Jeder sagte ihm und mir dort „Guten Tag", und eine der Kassiererinnen schenkte mir immer Schokoriegel aus den aufgeplatzten Tüten. Er war damals zweiter Geschäftsführer.

Die Szene mit Sue lief praktisch genauso wie beim ersten Mal. Tommy, Lorraine, Sue und ich saßen im Bus nach Fordham und ich beobachtete die beiden kleinen Kinder, die ganz gemütlich auf ihrem Sitz hockten, während sich je eine Mutter rechts und links über die Köpfe der Winzlinge hinweg unterhielten und sie am Mäntelchen packten, damit sie nicht hinunterfielen.

Die Münder, Hände und Hemden dieser Knirpse waren total mit Schokolade verschmiert. Ihre Füßchen reichten gerade bis zur Sitzkante, und der eine hatte ein Stück Kaugummi auf seinem Schuhchen kleben. Sie glotzten um sich, als hätten sie noch nie einen Bus gesehen, und der mit dem Kaugummi hielt einen Teddybären, dessen Mund auch ganz schokoladenbeschmiert war. Der andere hatte ein G.I.-Püppchen mit einem Helm und nur einem Stiefel, das aussah, als hätten die Vietcong versucht, es in einem Bottich geschmolzener Bountys oder so zu ertränken.

Ich versuchte, sie auf mich aufmerksam zu machen, aber ich konnte es erst, als ich zuletzt die Augen verdrehte, schielte, tausend Gesichter schnitt, mit der Zunge und den Backen schnalzte und mit meinen Fingern, die zwei Gelenke haben, komische

Sachen anstellte, dann gafften sie mich mit größtem Interesse an, und der eine beginnt zu lächeln, zu sabbern, seinen Teddy zu verhauen und zu lachen, während der andere loslacht und mit einem Fuß quasi auf den anderen tritt, und während ich am laufenden Band Gesichter schneide, läßt er seine G.I.-Figur fallen und beschließt, nach Bluse und Titten grapschend, über Mutti bergzusteigen, aber sie stieß seine Hand von ihren Titten und schließlich kapierten beide Mütter, was hier vor sich ging, und sie lächelten erst mich an, und dann auf ihre Jungs hinunter, bevor sie ihren Schwatz wieder fortsetzten.

Zwei Minuten später standen sie auf, um auszusteigen. Dabei trugen die Frauen ihre Kinder, die glotzend den Hals nach mir reckten, Sabbergeräusche machten, als wollten sie noch nicht gehen und sich bemühten, ihren Muttis aus den Armen zu steigen, indem sie sie ins Auge patschten und alles. Ich zwinkerte und winkte, aber sie winkten nicht zurück — sie reckten sich nur und glotzten angestrengt und mit wippenden Köpfen weiter zu mir her. Da entdeckte ich den G.I. auf dem Boden. Ich sprang auf, schnappte ihn mir, brüllte „Warten Sie!", und als sie stehenblieben und sich umdrehten, versuchte ich dem Kind seine Puppe zu geben, aber das wollte sie nicht haben; es verzog bloß die Visage, wurde knallrot und plärrte aus Leibeskräften. „Oh, dankeschön", lächelt Mutti und nimmt mir die Puppe ab, während das andere Kind seinen Kumpel anstarrt, als wollte es wissen, warum zum Henker der so rumplärrt. Dann stiegen sie aus. Ich sah ihnen aus dem Fenster nach, und noch immer reckten die Kinder ihre ringsherumwippenden Köpfe nach dem Bus und schleuderten Teddy und G.I. aus Leibeskräften, und diese Sache mit den beiden Knirpsen war das Beste an dem ganzen Abend.

Ich setzte mich wieder neben Sue, die mich anlächelte, wie auch ein paar andere Leute — aber nicht Tommy und Lorraine. Ich glaube, Tommy und Lorraine hatten von all dem gar nichts mitgekriegt. Sue nahm mich bei der Hand und hielt sie dann den ganzen Weg von Pelham Parkway bis zur Fordham Road fest. Es war wirklich problematisch, sich ein Gesprächsthema einfallen zu lassen, das wir nicht schon durchgekaut hatten. Sie erzählte mir über lauter so Sachen wie diesen Gartenbauverein, dem sie in ihrer Schule angehört und wo sie rings ums Kathy's Bäume, Blumen und Gemüse anpflanzen, Steingärtchen gestalten und all sowas, das sogar beim zweiten Mal Hören nicht ganz uninteressant war, und zumal sie auch noch in dieser Liedertafel singt, die öfter mal in Altersheimen und so auftritt, hoffe ich doch, Du hast durch meine Erzählungen nicht den Eindruck, sie wäre ein völlig hohles Huhn gewesen oder was. Bestimmt nicht. Nur paßten mir eben diese Situation, die Begleitumstände unseres Treffens und diese ganze Rendezvousgeschichte überhaupt nicht. Wenn ich etwa, sagen wir, mit Joey, Emo oder sogar Lorraine allein im Bus war, konnten wir fahren, ohne außer einem Witz ab und zu oder einer komischen Bemerkung über die Fahrgäste auch nur ein Wörtchen zu reden, und falls wirklich einmal längeres Schweigen eintrat, machte das nicht das Geringste.

Die Fordham Road ist ziemlich abscheulich, jedenfalls die versyphteste Straße der ganzen Gegend — überall Müll, und es zieht wie Hechtsuppe, so daß immer Zeitungen und Dreck den Hügel runterwehen und Bierdosen umherkullern und einem an die Füße stoßen. Wenn ich mit Joey ins Kino will, fahren wir immer nach New Rochelle, weil er von seinem Vater das Auto bekommt.

Tommy, Lorraine, Sue und ich saßen alle auf der Galerie, und der Laden war bis hinten voll mit Leuten in unserem Alter, die es schreiend und so richtig heiß miteinander trieben und sich befummelten. Dauernd flog Popcorn durch die Luft, die im übrigen genauso pappig war wie der Fußboden.

Daß Tommy von diesem Film *Planet der Affen* ganz schön gefesselt war, sah ich, weil er ständig so Sachen sagte wie „Laß' das!", „Weil ich diesen verdammten Film sehen will, *darum*!" und all sowas, das natürlich in einem Riesenstunk endete, und die Leute beschwerten sich schon, sie sollten die Klappe halten, worauf beide zankend, aber händchenhaltend ins Foyer stürmen.

Vor mir saß ein Mädchen, dem sein Freund ganz nett und schnuckelig den Arm um den Hals gelegt hatte. Er trug ein weißes Muskelshirt und hatte sehr schöne Schultern, Arme und Schlägerpranken mit schmutzigen Fingernägeln von der Sorte, wie sie die Bauarbeiter nie sauberkriegen, und selbst im Dunkeln konnte ich sehen, daß diese kräftigen Griffel auf dem

Rücken des Mädchens so quasi Massagebewegungen machten, und mir ging eine Art Woge durch die Brust aufwärts und rings um den Hals, daß meine Ohren heiß wurden und ich ihm am liebsten den Deltoidius begrapscht hätte. Ich legte auch meinen Arm um Sue, aber weil ihr die Haare über die ganzen Schultern fielen, mußte ich ihn wegrücken und entfernte ihn schließlich wieder, weil er eingeschlafen war. Während ich mir also meine prickelnden Muskeln rieb, rutschte ich irgendwie mißmutig auf meinem Sitz hin und her. Ich fragte sie, ob sie etwas zu essen wollte, und sie meinte, sie könne ja ein paar Bonbons holen. Als ich ins Foyer gehe, spielt Tommy Flipper und Lorraine ist nirgends in Sicht.

Ich trat auf ihn zu, und er sagte, sie wäre im Klo, um zu heulen oder weil sie ihre Tage hätte oder ich weiß nicht mehr, was. Ich kaufte die Bonbons, ging wieder rein und gab sie Sue. Ich beschloß, mir die ganze Knutscherei und das Arm-um-sie-legen aus dem Kopf zu schlagen und mir nur den Film anzusehen. Er war ganz gut.

Es kommt darin so eine Szene vor, da wird dieser Typ gefangen und von den Affen in den Zoo gesperrt, und an seinem verschwitzten, gebräunten Körper hat er nichts an als diese Fetzen, und sie schlagen ihn, peitschen ihn aus und so weiter. Dabei kriegte ich einen Steifen. Versteh' mich nicht falsch. Ich nehme diese Affen nicht dafür in Schutz; sie haben ihn gepeitscht und geschlagen. Aber wenn Du's genau wissen willst: Ich fand's ganz schön sexy, wie er sich da verschwitzt und in seinen winzigen Fetzchen in diesem Käfig krümmte.

Tommy und Lorraine kriegten gerade noch den Schluß des Filmes mit, und danach standen wir vor dem Kino und überlegten krampfhaft, wohin wir essengehen könnten. Tommy machte den Vorschlag, wir sollten zurück nach Pelham Bay und ins *Gold Star*, aber ich sagte, dazu hätte ich jetzt keinen Bock. Deshalb zogen wir los und gingen in der Fordham Road chinesisch essen. Wir praßten richtig und nahmen ein Taxi nach Hause. Tommy sagte, seine Eltern wären übers Wochenende weggefahren, und so gingen wir alle vier zu ihm, und Tommy und Lorraine verschwanden in ein Zimmer, und ich hatte auf der Wohnzimmercouch Sex mit Sue.

Womit ich wieder beim Ausgangspunkt dieser Geschichte

wäre — bei Tommys Party, damals im Juni, und wie ich Lorraine auf der Wiese am Wasser fickte und am nächsten Tag nicht zur Schule ging, im Park herumspazierte und mit Al im Auto wegfuhr, um die Wohnungen abzuklappern. Das alles passierte in der Woche drauf.

12

WEIL es regnete, beschlossen Al und ich, ein Appartmentgebäude durchzugehen. Eigentlich brachten wir nicht mal das eine hinter uns, obwohl wir wahrscheinlich mit mehr Leuten sprachen als in gewöhnlichen Häusern. Danach gingen wir ins *Gold Star*, das ja schon fast zur Tagesordnung gehörte, zumindest auf ein Mineralwasser. Wir waren beide ganz gut drauf. Ich sagte: „Al?"

Er legte die Arme auf den Tisch. „Ja?"

„Ich wollte nur fragen, äh — ob du nicht Lust hättest, am Samstag zu unserem Wettkampf zu kommen?"

Er grinste. „Klar."

Wir sprachen über den Wettkampf und über die neuen starken Möglichkeiten, daß McCarthy in der kalifornischen Vorwahl gewinnen könnte. Sie sollte am nächsten Tag stattfinden. Es hatte mies ausgesehen, aber unser Mann war in der Gunst der kalifornischen Wähler dramatisch angestiegen, nachdem er letzte Woche in Oregon Kennedy fertiggemacht hatte, und mit Kalifornien an seiner Seite bekam er auch einigen Rückenwind für die New Yorker Vorwahlen, die in vierzehn Tagen anstanden.

Da fragt er mich aus heitrem Himmel: „Bill, hast du eine Freundin?" Er versuchte zwar, einen ganz beiläufigen Ton anzuschlagen, aber wir hatten ja über derlei noch nie geredet. In Situationen wie dieser muß man sich in Sekundenbruchteilen klarwerden, was man will, und allem Anschein nach sagt man die halbe Zeit über etwas, für das man sich später in den Arsch beißen könnte. Ich sah zu ihm auf und antwortete: „Ja. Wieso?"

„Och, weiß nicht. Nur so."

Es wurde genauso peinlich wie damals, als wir zum ersten Mal hier waren. Weshalb, weiß ich nicht. Ich hatte nicht gelogen. Ich ging schließlich mit Sue. Jedesmal hatten wir außerhalb ein Rendezvous und ich brachte sie nach Hause, obwohl mir's davor graute, weil ich ja wußte, daß sie von mir erwartete, ich solle es mit ihr treiben, ihr die Titten befummeln und all sowas, zu dem ich absolut keinen Bock hatte, weshalb ich ihr immer nur einen leichten Kuß auf die Lippen gab, Gute Nacht sagte und sie mit einem so seltsamen Gesicht stehenließ, als hielte sie sich selbst für das Problem. Genau wie an dem Abend, als wir uns *Planet der Affen* ansahen. Wie Du vielleicht schon geahnt hast, war diese ganze Geschichte, daß Tommys Eltern übers Wochenende weggewesen wären und wir's auf der Couch bei ihm miteinander getrieben hätten, die totale Kacke. Dieses Sturmfreie-Bude-Märchen war ja keine meiner genialsten Erfindungen, und es ist mir auch bloß eingefallen, weil Al DiCiccos Eltern gelegentlich wirklich übers Wochenende nach Jersey fahren.

Aber auf unserem Heimweg von der Fordham Road haben wir tatsächlich ein Taxi genommen.

Tommy und Lorraine stiegen ein paar Blocks vor Lorraines Zuhause aus, und dann fuhr ich mit Sue zu ihrem. Auf der Veranda brannte das gelbe Licht, und das einzige Licht drinnen kam irgendwo aus der Ferne, vielleicht aus der Küche oder so, und ich konnte keinerlei Lebenszeichen hören. Sue schloß die Tür auf, langte nach innen und schaltete das Vorderlicht aus. Dann setzte sie sich auf die Treppe und sah mit so irgendwie verkniffenem Mund zu mir auf. Ich glaube, sie hat gelächelt. Ich setzte mich neben sie, und ihre Titten gingen auf und ab. Sie wartete.

Ich sagte: „Das war ein guter Film, findest du nicht?"

„Hm mh."

„Mit den Masken haben sie sich ganz schön ins Zeug gelegt."

„Ja, haben sie."

„Wie die Mäuler auf und zu gingen und alles.“ Dann machte ich einen dieser Affen so quasi nach, aber Sue fand es nicht sehr komisch. Sie rutschte näher. Ich hob meinen Arm, legte ihn ihr um die Schulter und hielt sie fest, während meine Augen an einer der Ritzen in den Betonstufen klebten. Meine Hand war feucht, und es wurde Zeit für den Schleudersitz. Ich drehte den Kopf und sah ihr ins Gesicht, und da öffneten sich ihre Lippen, die Augen gingen so quasi halbwegs zu, und ich gab ihr einen Kuß auf die Lippen, ohne was dabei zu spüren. Der Geschmack gefiel mir nicht. Oder der Geruch. Oder sonstwas. Ich zog meinen Arm wieder fort und sagte: „Tja, ich glaube, ich muß jetzt gehen.“

Sie riß die Augen auf, und ihr Kinn klappte mehrere Zentimeter nach unten. Sie muß geglaubt haben, sie wäre häßlich oder ihre Titten nicht groß genug oder sonstwas. Ich hätte ihr gerne gesagt, daß es nichts mit ihr persönlich zu tun hatte, daß ich niemand die Titten befummeln wollte, daß ich mit keinem Mädchen gehen wollte, daß ich Fotzen widerlich fände und daß sie es nicht persönlich nehmen sollte, und als ich wegging, kam ich mir vor wie ein kompletter Wichser und machte mir Vorwürfe, weil ich es nicht wenigstens pro forma mit ihr getrieben und sie befummelt hatte und alles. Was wäre denn schon so Schreckliches dabei? Während ich also den ganzen Weg zu Fuß nach Hause gehe, wünschte ich mir nur, in das nächste Kanalloch zu kriechen, mich zu ersäufen und zu sterben. Daheim angekommen, legte ich mich im Dunkeln aufs Bett und starrte in die Schatten, die die Jalousie auf die Muskelkarte warf. Der Typ darauf hielt seine Hände fast so ähnlich ausgestreckt wie auf Christusbildern, und ich fragte mich, ob ich bekloppt oder pervers wäre oder ein Mädchen hätte werden sollen, aber dieser Gedanke machte mich nur noch wahnsinniger, weil ich ja gerne ein Junge bin; ich mag meinen Körper, ich mag meine Gefühle Al gegenüber und auch verschiedene andere echt attraktive und geile Typen, wie z.B. Evan und Kevin. Wenn Du's genau wissen willst: Ich muß ehrlich sagen, daß ich mir körperlich perfekt vorkomme. Und warum sollte es mit meinem Gehirn und dem, was ich denke, glaube und fühle, darum anders sein? Wenn Evan Kevin in seiner nassen Badehose eins über den Arsch zieht, ist das TOLL; ich bin froh, daß die Dinge zwischen mir und Al stehen, wie sie stehen, und dabei stand mir einer, und ich wichste und schlief angezogen mit offenem Hosenstall ein, ohne die Küchentücher am Boden aufzusammeln. Als mich Al darum fragte, ob ich eine Freundin hätte, und ich Ja sagte, war das im Grunde eine peinliche Lüge für uns beide, denn wahrscheinlich hatte er auf meine Ehrlichkeit vertraut und wußte, daß ich log. „Wie heißt sie?" fragte er.

Ich sagte es ihm und fragte meinerseits: „Hast du eine Freundin?"Ich hoffte, daß auch er lügen würde, aber er sah mir in die Augen, und mein Kopf rückte ein bißchen näher an seinen, etwa so wie an dem Tag, als wir uns kennenlernten und ich auf ihn zugetrippelt bin. „Nein", sagte er.

Immer und immer wieder dröhnten mir die Worte „Ich auch nicht — ich hab gelogen" durch den Kopf und durch den Mund, aber sie kamen einfach nicht heraus. Sie wiederholten sich bloß wie ein Echo, und ich glaube, meine Lippen haben sich tatsächlich ein bißchen bewegt, als wollten mir die Worte den Mund aufzwängen. Aber ich drängte sie zurück, sah weg, und ganz ohne Mühe rutschte es mir heraus: „Ich bin müde." Da sind wir gegangen.

Als wir bei mir ankamen, sagte ich „Bis demnächst", er lächelte aber gar nicht und wirkte irgendwie ausgemergelt oder so. Ich machte die Tür auf und zögerte. Dann machte ich sie weiter auf, drehte mich um und sah ihn an. Er sah mich auch an. Unsere Augen und Köpfe gingen aufeinander zu, und ich schloß die Wagentür. Dann öffneten sich unsere Münder leicht, unsere Augen klappten langsam herunter, und ich glaube, er leckte sich sogar so quasi die Lippen — das heißt, vielleicht auch ich — und dann: INS SCHWARZE GETROFFEN!

Ich machte die Augen auf, damit mir ja nichts entginge. Seine waren ein paar Zentimeter vor meinen und geschlossen, aber so mit am besten war noch der Geruch. Und der Geschmack. Echt, am liebsten wäre ich auf der Stelle hin- und weggestorben. Da hörten wir ein Auto. Er schlug die Augen auf, wir ließen voneinander los, und die Scheinwerfer flammten vorüber. Er griff mit seiner rechten Hand nach meiner linken, und unsere Hände befummelten sich so quasi, ganz langsam. Wir fühlten die Muskeln in unseren Händen und unseren Fingern, und eine Zeitlang saßen wir einfach da und beobachteten sie. Seine

Hand war in der ganzen Innenfläche, Finger inbegriffen, glatt und fest, und die Ballen auf seinem Handteller, direkt unter den Fingern, fühlten sich hart an.

Er wollte etwas sagen, aber seine Stimme war irgendwie so heiser, und er räusperte sich. „Dieses Wochende fährt meine ganze Familie nach Jersey. Wenn der Wettkampf aus ist, könntest du doch mal vorbeikommen, äh, falls du Lust hast."

13

ALS ich ins Haus ging, wäre ich fast über meine eigenen Zehen gestolpert, und mir wurde klar, was es heißt, richtig zu KÜSSEN. Mein Vater sah im Wohnzimmer das Yankee-Spiel. Er allerdings hat keine Chaiselongue, macht sich nichts aus Süßigkeiten und ist auch kein Blödmann. Er ißt gern Obst. Hauptsächlich Äpfel und Birnen. Birnen liebt er. Vor allem, wenn sie so irgendwie überreif und mürb sind. Meine Mutter führte in ihrem Bett die Journale, das heißt, daß auf dem ganzen Bett alle möglichen Papiere herumflogen und ein Nikotinschleier darüberlag, und sie sagte, Lorraine hätte angerufen, worauf ich dieses Daumen-drückt-auf-die-Brust-Gefühl bekam.

Ich steckte meinen Kopf ins Zimmer. „Was hat sie gewollt?"

„Du sollst sie zurückrufen."

„Wie hat sie sich denn angehört?"

Meine Mutter stutzte und blies ein wenig Rauch aus, als sie sagte: „Wie: wie sie sich angehört hat?"

„Ich meine — wie hat sie...ach, schon gut." Ich nahm das Telefon mit in mein Zimmer und starrte es eine Zeitlang an. Dann zog ich mich aus und roch an meinen Händen. Die linke roch anders — besser. Ich versuchte, meinen Kopf so zu verdrehen, daß ich mir am Hals riechen könnte, was so ungefähr aufs selbe hinausläuft, als wollte man sich im Spiegel in die Augen sehen, ohne dem eigenen Blick zu begegnen. Im Unterschied zu der Spiegelsache allerdings kriegte ich eine ganz tüchtige Nasevoll ab.

Ich wählte sechs Stellen von Lorraines Nummer und hängte ein. Du weißt: Es war der Abend direkt nach Tommys Party und der Geschichte mit Lorraine im Park. Ich wählte die ganze Nummer, es begann zu klingeln, und sie meldete sich. „Ja bitte?"

„Hei, Lorraine?"

„Billy?"

„Ja. Wie geht's?"

„Ganz gut." Pause. „Und dir?"

„Du hast vorhin bei mir angerufen?"

„Ja."

„Was macht Tommy? Hast du mit ihm gesprochen?"

„Dem geht's prima...Sue wollte, daß ich dich anrufe."

„Sie wollte, daß du mich anrufst?"

„Hm mh."

„Was soll das heißen? Wieso sollst du mich anrufen?"

„Ich soll eben — genau, wie ich dir sage."

„Wieso?"

„Weiß nicht."

„Was soll das heißen: *Weiß* nicht?"

„Naja, warum sie wollte, daß ich dich anrufe, das weiß ich schon, nur weiß ich nicht, warum sie's nicht einfach selbst getan hat. Ich sagte ihr —"

„Das meine ich ja —"

„Sie war mir gegenüber am Telefon echt zickig und sarkastisch und alles."

„Was hat sie dir —"

„Ich sagte ihr, sie sollte dich doch selbst anrufen."

„Also, um was geht's?"

„Sie will mit dir Schluß machen."

Ich freute und ärgerte mich gleichzeitig. „Und da hat sie dir aufgetragen, mich anzurufen, damit du mir das sagst?"

„Ich hab ihr gesagt, sie sollte es doch selbst tun, ich meine, es macht mir nicht gerade Spaß, hier den Mittelsmann zu spielen, weißt du."

„Und da sollst du mich anrufen, weil sie mit mir Schluß machen will?"

„Billy —"

„Ach, was soll's! Du hast vielleicht geglaubt, wir kämen

ganz gut miteinander zurecht und so. *Drei beschissene Rendezvous* hatten wir." Ich war froh, daß die Farce mit Sue ein Ende hatte.

Lorraine fuhr fort. „Sie sagt, du willst sie nicht küssen und fändest sie nicht attraktiv, und da du ja *mich* so anziehend fändest — ich gebe nur *ihre* Worte wieder, — sieht sie keinerlei Sinn in der Sache —"

„Prima. Bestell' ihr bitte, das Ganze wäre ganz prima. Daß sie mich in diese Sache reingeboxt hat, wäre —"

„Wir sprechen nicht miteinander, wie sollte ich Mitt —"

„ — seit etwa zwei Stunden vorbei, weil ich sie heute abend nämlich selbst anrufen und mit *ihr* Schluß machen wollte —"

„Im Ernst?"

„Ja, soweit es mich betrifft, beruht die Sache auf Gegenseitigkeit, also richte ihr bitte genau das aus."

„Ich will nicht mit dir streiten, Billy."

„Ja — geritzt."

Wir atmeten beide nur.

Ich sagte: „Also, wie steht's zwischen dir und Tommy?"

„Gestern nacht hast du gesagt, du würdest mich anrufen."

„Ich hab' dich auch angerufen — eben gerade, oder nicht?"

„Ich hab' dich zuerst angerufen."

„Ich bin erst im Moment nach Hause gekommen. Ich wollte dich anrufen, ob du mich nun angerufen hättest oder nicht." Ich kann mich nicht mehr erinnern, ob das ganz stimmte.

„Ehrlich?"

„Ich stehe hier tropfnaß. Ich habe dich sofort angerufen, wie ich zur Tür reinkam. Ich war gerade am Wählen, da hat meine Mutter gesagt, daß du angerufen hättest."

„Wirklich?"

„Hast du nun also mit Tommy gesprochen oder nicht?"

„Ja."

„Na und — ?"

„Na und, was?"

„*Wie steht's nun zwischen euch beiden*?"

„Darüber möcht' ich nicht reden."

Sie raubte mir wirklich den letzen Nerv. Da kam mir plötzlich Al in den Sinn. Vergiß diese Armleuchter. „Okay, fein", sagte ich. „Gibt's sonst noch was?"

„Hm, naja, ich weiß nicht."

„Okay, also bis demnächst."

„Tschau, Billy."

Ich hatte den Hörer schon halb aufgelegt, da hörte ich so ein knistriges „Billy?" und hielt ihn mir noch einmal ans Ohr. „Ja?"

„Schon gut. Tschau." Und sie hängte ein.

Ich wollte eigentlich Al anrufen, aber da er wahrscheinlich noch im Auto unterwegs war, nahm ich eine Dusche. Da plötzlich, als ich gerade darunterstand, dämmerte mir, daß ich mir ja seinen Geruch vom Körper wusch, und mir wurde ganz mies dabei. Dann rief ich ihn an.

„Al?"

„Hei. Äh, Sekunde." Ich nehme an, sein Vater war nicht zu Hause, obwohl jede Menge Lärm und Stimmengewirr herrschte — Frauenstimmen. Ich konnte hören, wie er den Apparat anderswohin trug. Eine Tür fiel zu. „Hei", sagte er. „Wie geht's dir?"

„Prima. Ich meine — super. Und dir?"

„Super. Super. Ich hab' jede Minute an dich gedacht, seit ich weg bin."

„Echt?" Meine Augen und mein Gesicht strahlten. Ich wußte es. „Ich hab an dich gedacht."

„Ja?"

„Hm mh."

„Das ist echt lieb."

„Ja." Dann sagte ich: „Al?"

„Ja?"

„Äh —"

„Was?"

„Ich wollte dir nur sagen, —"

„Kannst du 'ne Sekunde warten?"

„Ja." Dann hörte ich ihn rufen: „— aber jetzt bin *ich* gerade dran. *Wart'* halt einen Moment." Dann: „Sowas *Stures. Warte!*" Und dann wieder flüsternd zu mir: „Hey du."

„Hei."

„Was wolltest du gerade sagen?"

„Ich wollte nur sagen, daß ich gar keine Freundin habe. Vorhin im *Gold Star*, das war gelogen."

*****

Lorraine ist das einzige Mädchen, mit dem ich je Sex hatte, und auch das nur einmal — auf diesem Wiesenhang am Wasser —, wenn Sex überhaupt zählt, wenn er's nicht bringt, und daß Du's genau weißt: Ich hab' auch nicht vor, mich je wieder mit einem Mädchen einzulassen. Erinnerst Du Dich übrigens noch an diese Sache mit dem Fick im Kofferraum des Autos von Joeys Vater, auf der Küstenstraße, bei Pell Mansion, in der Nacht, als ich Sue kennenlernte? Das war auch frei erfunden. Wie gesagt, saßen Sue und ich mit Lorraine und Tommy in der Cafeteria, und ich hielt Ausschau nach Joey und Roxanne, die ich nirgendwo entdecken konnte. Lorraine und Sue steckten die Köpfe zusammen. Tommy und ich hingen untätig rum, und aus irgendeinem Grund mußte ich daran denken, wie mich mein Vater als Kind durch den Zoo in der Bronx geschoben hatte und dabei mit einem Mann neben sich redete, der auch einen Sportwagen vor sich her schob. Ich und das andere Kind plapperten miteinander und bewarfen uns mit Elefantenfutter, während unsere Mütter vor uns her gingen und die Köpfe zusammensteckten.

Zuguterletzt erschienen Roxanne und später auch Joey wieder auf der Bildfläche. Mir fiel ein Stein vom Herzen. Im Grunde verhalten sich die beiden nicht wie ein Pärchen, sondern wie zwei selbständige Leute. Ich habe Sue nicht mit ihnen bekanntgemacht. Joey sagte, sie wären am Aufbruch, und ich sagte Sue, daß er mich heimbrächte. Darauf sah sie mich ganz verbissen an, und ringsum wurde alles still. Um das zu überspielen, fragte ich sie nach der Telefonnummer, sie sagte sie mir, und dann ging sie angeblich eine Freundin suchen. Joey und ich erleichterten auf dem Klo unsere Blase.

Am Pinkelbecken sagte ich: „Warum fahren wir nicht ins Neck Inn? Wir drei?“

„Weiß nicht“, meinte er. „Eigentlich bin ich dazu nicht in Stimmung. Ich werde wohl mit Roxanne auf den Parkplatz am Orchard Beach oder wohin fahren.“ Er zog sich den Reißverschluß hoch. „Vielleicht auf die Küstenstraße.“

Hinter dem Rücken eines Typen, der gerade ins Waschbecken kotzte, versuchte ich mich im Spiegel zu begutachten.

Joey sagte: „Weißt du, du und diese Tussi, ihr hättet ja mitkommen können, aber es sah nicht so aus, als wärst du scharf drauf. Deshalb hab' ich meinen Mund gehalten."

„Ich bin auch nicht scharf drauf."

„Aber wir fahren wirklich auf den Parkplatz an der —"

„Ist schon recht. Du bringst mich doch nach Hause, oder?"

„Okay."

„Schön, also geh'n wir", und ich verließ den Waschraum.

Ich hatte ein Bein auf den Rücksitz des Wagens gestellt, und Roxanne saß vor mir, den linken Arm über die Lehne gelegt. So sah sie zwischen uns hin und her.

Sie setzten mich ab, ich ging ins Haus, und in der Stille klangen mir die Ohren. Ich ging in die Küche. Im Spülbecken wollte eine lippenstiftverschmierte Kippe nicht ausgehen. Hinter der verschlossenen Tür zu meinen Eltern drang kein Laut hervor. Ich ging in mein Zimmer und zog mich aus. Mein Hemd roch nach Sues Parfüm. Ich stopfte es in den Badezimmerkorb, wusch mir mit einem Waschlappen Hals, Brust und Schultern, starrte in den Spiegel, und während der Spiegel zurückstarrte, wurde mein Spiegelbild plötzlich zu jemand anderem und dann wieder zu mir. Ich meine, nicht daß ich jemand anderem gleichgesehen hätte, es war schon ich selber, äußerlich hatte sich nichts verändert, nur in meinem Kopf ist mein Spiegelbild manchmal nicht ich selbst.

Als ich im Slip auf der Toilette saß und das Heizgerät angaffte, sah ich den Typen mit dem Arsch vor mir tanzen. Ich lehnte mich zurück, spreizte die Beine, schloß meine Augen, spannte die Oberschenkel an und beobachtete eine Zeitlang, wie sie sich abwechselnd strafften und wieder lockerten. Dann stand ich auf, knipste die Funzel über dem Waschbecken an, schaltete die Deckenbeleuchtung aus, setzte mich wieder und — na, jetzt hast Du ja eine Vorstellung. Die Woche drauf lernte ich Al kennen.

Vielleicht schreibe ich das alles noch einmal neu, entwirre den ganzen Tohuwabohu, streiche alle Lügen und ordne das Ganze sinnvoll. Von jetzt an werde ich nicht mehr lügen.

14

4. JUNI 1968

Sehr geehrter Pater McNulty,
Bitte lassen Sie meinen Sohn am Montag, dem 3. Juni, vom Unterricht entschuldigen. Er hatte einen 24-Stunden Virus.
Mit herzlichem Dank,
hochachtungsvoll,
Mary J. Connors

Diesen Brief las ich an dem Morgen, nachdem ich mich im Auto mit Al geküßt hatte, immer wieder durch, ohne einen Fehler in Grammatik oder Rechtschreibung finden zu können. Von der Geschichte mit dem 24-Stunden-Virus war ich allerdings nicht gerade begeistert, weil McNulty — der Disziplinardekan, den ich mit Sicherheit schon erwähnt habe, — einem ja doch nicht abnimmt, daß man krank ist, ehe man nicht Lepra, Pest, Krebs im Endstadium oder sowas hat, und die Ausrede mit dem 24-Stunden-Virus hatte ich schon bei dem einzigen Anlaß vorgebracht, als es gar keine war — letzten Winter, im Sprechzimmer, während eines Schneesturms. Ich erinnere mich daran noch, weil ich diese lauten Stiefel anhatte, die einen Höllenlärm machten, als ich den Gang entlanglief; ich wollte nämlich Pater McNulty meine Entschuldigung bringen. Man muß immer ein ärztliches Attest oder zumindest einen Schrieb von der Mutter ranschaffen, wieso man gefehlt hat, und jedesmal, wenn er ihn dann laut vorliest, beleidigt er einem die Mutter ungeniert und in aller Öffentlichkeit durch seine Stimme und seinen Tonfall. Man weiß nie, wann man drankommt, weil die Namen nicht alphabetisch geordnet sind oder was, und sobald er endlich mit einem durch ist, muß man sich wieder setzen, damit das Publikum auch nicht zusammenschrumpft, bis er mit allen abgerechnet hat.

Ich stand da und hielt die Hände hinter den Rücken, während er den Brief aufmachte, ihn durchlas und dann seine Hände in die Hüften stemmte; sie lagen direkt über seinem Arsch auf der Taille, die Finger deuteten zum Arschloch, seine Daumen waren vorn, und den Ellbogen hatte er so nach oben gewinkelt. Dabei schob er das Kinn etwa zwei Fingerbreit vor seine Oberlippe und sagte: »Hatte unser kleines Riesenbaby also einen 24-Stunden-Virus.« Allgemeines Gelächter, und ich lief rot an. »War deine Mammi auch gut zu dir?« Mit anderen Worten: Er erwartete tatsächlich Antwort auf sowas, und egal, was man in solchen Situationen sagt, — man sinkt nur desto tiefer.

»Ja«, erwiderte ich.

»Ja WAS?«

»Ja, Pater.« Ich war schon halb am Ersticken oder Würgen, wenn ich zu diesen Schwänzen Pater sagen mußte.

»Hat dich Mutti auch hübsch gemütlich ins warme Heiabett gepackt?« Brüllendes Gelächter. »Hat sie dir auch Orangensaft und Tee und Aspirin verabreicht?« Wirklich zum Totlachen. Die Bänke biegen sich.

»Nein, Pater.«

»Was nein? Hast du nicht eben noch gesagt,...«

Und so weiter und so weiter. Ich habe schon Jungen erlebt, denen wurde noch viel übler mitgespielt, aber ich hielt das einfach nicht aus, so beschämt, wütend und wehrlos vor diesen Hyänen zu stehen. Wenn es jemand schaffte, zumindest nicht verlegen zu *erscheinen,* oder wenn er dämlich grinste oder was, verpaßte ihm McNulty eine Reihe von Backpfeifen — wie z.B. diesem Typen, den er als nächstes aufrief. Auf den fuhr er richtig los, scheuerte ihm eine mit dem rechten Handrücken, daß das Gesicht des Jungen in einem Winkel von ca. 120° nach rechts flog und dem Bürschchen das Wasser in die Augen stieg, während McNulty sich den Handrücken massierte. Wenn man so hart geohrfeigt wird, dann erschüttert das einem gewissermaßen den Kopf und die Tränen sickern einfach unkontrollierbar heraus — das Letzte und Schrecklichste, was man sich vor Augen all dieser Scherzkekse nur wünschen würde. Mir persönlich hat er nie unter solchen Umständen eins reingewürgt. Das passierte nur einmal — als die Frisuren inspiziert wurden.

Auch wer in der Schwimmannschaft war, blieb vor dieser Prozedur nicht verschont, wogegen die Fußballer buchstäblich ungeschoren davonkamen — sehr zu Mr. Bieniwicz' Ärger, der so stinksauer war, daß er montags und dienstags das Training abblies. Der Trick war nämlich der, daß man, wenn man montags fehlte, auch dienstags fehlen mußte, weil man dann das Schreiben einfach dem Klassenlehrer hinwarf, als hätte man nur am Dienstag gefehlt, und genau das habe ich seither auch immer getan.

Das letzte Kind an diesem Wintertag hieß Jose Villanueva, und in seiner Entschuldigung stand: »Bitte entschuldigen sie Jose am Montag für das er krank.« McNulty sprach vor aller Augen jedes einzelne Wort korrekt und deutlich aus, und ebendarin bestand der erzielte Effekt, denn Jose lief rot an und fühlte sich wie der letzte Dreck. Jesus Christus hätte sich im Grabe umgedreht, hätte er gewußt, daß solche Schwänze seine Priester sind.

Zur gewohnten Zeit machte ich mich mit der Entschuldigung und mit einem leeren Blatt Schreibpapier von meiner Mutter in einem der Bücher auf den Weg zur Schule. Ich ging durch den Park zur Station Pelham Bay, aber statt in die U-Bahn zu steigen, ging ich ins Ida's, einen Süßwarenladen, in dem ich wartete, bis Vicky's Schönheitssalon aufmachte. Mr. Bieniwicz hätte Zustände gekriegt, hätte er gesehen, was ich da verdrückte — ein gefülltes Schokoladenei, eine Packung *Devil Dogs*, drei lange Brezeln, vier Gelee Royal und eine Vanillbombe —, zumal ja am Samstag der Wettkampf ins Haus stand.

Es erstaunt und belustigt mich jedesmal, wenn ich im Fernsehen einen Beamten sehe, der einen Tag blaumacht. Mir ist noch nie im Leben so ein Exemplar untergekommen, und ich kenne keinen, dem es anders geht. Auch Hundefänger gehören in diese Kategorie. Ich komme darauf auch nur, weil ich klarstellen möchte, daß es an solchen Tagen nie nötig war, in Deckung zu gehen, sich zu verstecken oder sowas. Ich lungerte dann immer einfach im *Ida's* rum, las die *Village Voice,* die *New Republic*, das *Mad*-Magazin und all sowas, bis ich Punkt 9.30 Uhr um die Ecke zu Vicky's gehen konnte, wo meine Freundin Emo arbeitet — die, die mir die Entschuldigungen fälscht. Früher wohnte sie direkt auf der anderen Straßenseite in einer Kellerwohnung voller nagelneuer geklauter Kleider, die ihre Mutter — alle nannten sie Hot Phyllis — zu Schleuderpreisen an die Nachbarn verscheuerte. Eines Tages zogen sie dann überraschend aus, und seither weiß keiner, was aus Hot Phyllis geworden ist, und keiner hat sie mehr wiedergesehen, aber Emo ist heute Friseuse. Sie heißt nicht wirklich so, und ich habe den Namen nie Schwarz auf Weiß gesehen, aber er spricht sich Ie-mo. Weil sie sehr fett ist, sagt jeder nur *Die Fette Emo* zu ihr, auch mitten ins Gesicht, aber ich bleibe bei „Emo" allein. In Wirklichkeit heißt sie Minerva oder Aurora oder so. Sie steckt in einem weißen Friseusenkittel mit gerefften Säumen am Arsch und an der Taille, und für gewöhnlich trägt sie diese alten rosa Plastikpantoffeln mit solchen Löchern vorne, daß ihre Zehen rausgucken. Sie raucht Eve, und jedem berechnet sie für eine Entschuldigung 5 Dollar, nur mir nicht, weil ich stundenlang bei ihr rumhänge, labere, ins *Ida's* gehe und ihr Schokolade oder Magazine kaufe.

Als ich aufkreuzte, drehte sie gerade rosa Plastikwickler in eine wasserstoffblonde Perücke auf einem Styroporkopf. Die Zigarette hing ihr von der Lippe, sie mußte blinzeln wegen dem Rauch, und als ich ihr von Tommy und Lorraine erzählte, sagte sie: »Sie heiratet den einzigen Typen, mit dem sie je gebumst hat?« Emo war etwa zwanzig und kannte Tommy und Lorraine nicht.

Ich saß mit übereinandergeschlagenen Beinen in einem türkisfarbenen Fiberglassessel, rauchte eine Marlboro, und in meinem blauen Nadelstreifenanzug wirkte ich unerschütterlich cool. Ich rauche selten, aber wenn ich im Vicky's Emo besuchte, schon. „Ich kann nicht drauf schwören, daß es der einzige ist, aber da sie praktisch schon seit der Pubertät zusammen gehen, wüßte ich nicht, wie sie's angestellt haben sollte, obwohl ich annehme, es ist möglich, daß — " ich warf mir einen schnellen Blick im Spiegel zu — „einer von ihnen oder beide nebenher rumgefickt haben, aber ich glaub' es nicht." Wenn ich im Spiegel sehe, wie ich spreche und dabei Rauch ausblase, kommt mir mein Mund immer komisch vor. Ich habe mal versucht, mich im Badezimmerspiegel anzusehen, ohne daß meine Augen zurückguckten — das heißt, im Grunde versuch' ich das sogar immer noch mal, obwohl ich weiß, daß es nicht geht. Es ist so quasi gerade umgekehrt, wie wenn man hinter einem Buch oder einer Zeitung in der U-Bahn sitzt und dabei weiß, daß einen auf der anderen Seite oder direkt vor einem jemand anschaut, der wegguckt oder so tut, als würde er einen gar nicht beobachten, sowie man hinsieht. Die meisten Leute scheinen nicht zu merken, wenn jemand sie begafft, aber ich kriege es sogar mit, wenn ich den anderen nicht mal aus den Augenwinkeln sehe. Wie ich jedesmal zusammenzuckte — das heißt, nicht zusammenzuckte — und ein wenig schauderte, sobald ich Blickkontakt mit mir hatte, das erinnerte mich an irgendetwas, aber ich kam nicht dahinter, an was.

Emo sagte: „Na, ich heirate jedenfalls nie."

„Wieso das?"

Sie nahm ihre Zigarette aus dem Mund. Als sie ausatmete, antwortete sie: „Wer zum Kuckuck will denn schon heiraten?"

„Am laufenden Band heiraten welche. Was redest du da?"

„Also, ich jedenfalls nicht. Nie." Sie legte ihre Zigarette in einen Aschenbecher und machte sich wieder über den Kopf her.

„Warum nicht?"

„Warum zum Teufel, sollte ich heiraten wollen?"

„Praktisch jeder heiratet."

„Na, ich jedenfalls nicht für Geld und gute Worte."

So in diesem Stil läuft jedes Gespräch mit Emo. Gerade in dem Moment, wenn es nirgendwohin zu führen scheint, hört sie plötzlich auf, im Kreis rumzulaufen, und sagt etwas, das sehr vernünftig klingt, wie z.B. den nächsten Satz: „Naja, für Geld vielleicht schon. Ich meine, ich kann zusehen, daß ich für Geld und meinen Eltern zuliebe unter die Haube komme, aber nachher wird annulliert." Emo gehört unter meinen Bekannten zu der intelligenteren Sorte.

Immer wieder ertappte ich mich im Spiegel bei einem Blick, und wahrscheinlich wirst Du sagen, daß ich so eine Art Déjà-Vu erlebte. Ich blätterte in einem Filmmagazin. Es gab da etwas, worüber ich gern mit Emo gesprochen hätte, und mehr als einmal rückte ich beinah damit heraus, aber sobald ich es versuchte, blieben mir die Worte so quasi im Hals stecken. Sie fragte, wo mich der Schuh drückte. Ich stand auf. „Ich geh' mal ins *Ida's* und hol' dir ein paar Magazine. Das hier sind ja die gleichen wie letztes Mal. Hast du irgendeinen besonderen Wunsch?"

„Kaffee."

Ich hatte mich zwar darauf eingestellt, mehrere Stunden mit ihr zu verbringen, aber nun, wo ich da war, wünschte ich mich anderswohin. Ich meine, es war keine von diesen Schleudersitz-Situationen — eher so ein Gefühl, wie wenn man eine Platte kauft und sie mit heim nimmt und sie eiert.

Als ich vom Ida's zurückkam, sagte ich: „Hast du gern Sex? Mit Männern?"

Sie war gerade mit ihrem Kopf fertig und begann mit einem anderen. Einen echten Kopf hab' ich sie noch kaum bearbeiten sehen, weil ich immer verschwinde, wenn irgendwelche Kunden kommen. Meine Frage brachte sie keineswegs aus der Fassung oder so; das gefällt mir eben so gut an ihr. „Ja", sagte sie. „Mit manchen schon."

„Wieso?" fragte ich.

„Wieso was?"

„Warum hast du gern Sex mit Männern?"

„Weil es guttut. Oder was hast du gedacht?"

„Aber was tut denn so gut daran?"

„Was laberst du da eigentlich? Es tut *gut*."

„Du meinst, — zu kommen, einen Orgasmus zu haben?"

„Ja, weißt du, Mädchen haben nämlich auch einen Orgasmus!"

„Gefällt dir das daran so gut? Kannst du's denn nicht —, tust du's denn nicht auch bei dir selber?"

„Du bist ja ganz aus dem Häuschen, Billy. Hast du irgendein Problem?"

„Onanierst du nicht und — naja, denkst an Jungs, während du's tust?"

„Ja, aber das ist anders."

„Anders als was?"

„Anders, als es mit einem Mann zu tun."
„Weshalb?"
„Weil man mit einem *Mann* zusammen ist."
„Und was ist daran so Besonderes?"
„Daß man es *mit* jemand tut — den Körper von jemandem — nicht bloß dem Körper, seinem — es ist das *Geschlechtliche.* Sex. Es tut *gut,* und was *willst* du eigentlich?"
„Du meinst, die Männerkörper? Dir gefällt, wie sich so ein Männerkörper überall auf deinem anfühlt?"
„Ja, natürlich." Ich plumpste in einen Sessel, und sie fragte: „Hast du noch nie Sex gehabt?"
In Gedanken an den Samstagabend mit Lorraine sagte ich: „Doch —", was ja rein technisch der Wahrheit entsprach, aber es war die Wahrheit eines anderen, nicht meine, „und auch wieder nicht."
„Ja, Himmelarschundzwirn, was soll denn das heißen?"
„Ich hab' jetzt keine Lust, ins Detail zu gehen. Ich muß sowieso weiter." Nicht immer wollen die Leute alles hören, was du ihnen gern mitteilen möchtest. Und überhaupt — und ich glaube, das ist der Hauptgrund, weshalb ich mir nicht alles von der Seele redete, — ist Emo ein Mädchen. Sie fühlte sich sexuell zu Männern hingezogen, und obwohl man das für eine Gemeinsamkeit halten könnte, ist es für ein Mädchen doch nicht dasselbe wie für einen Mann. Ich mußte mich bei einem Mann aussprechen. Mein Vater kam nicht in Frage. Und auch alle anderen Männer, die ich so kannte, standen auf Frauen; sie würden bestenfalls verstehen oder mich schlimmstenfalls Schwuli nennen, türmen und im Wegrennen ein paar Stühle umschmeißen.

Mit Emos gefälschter Entschuldigung in der Tasche ging ich in den Park. Diesmal schien die Sonne, aber der Boden war noch feucht vom Regen letzte Nacht. Ich saugte mit meinem Taschentuch ein paar Wassertropfen von der Bank und sah zu, wie ein alter Parkwächter etwas Abfall von einem Springbrunnen entfernte, der seit mindestens einem Jahr kaputt war. Ich setzte mich, fläzte mich mit übereinandergeschlagenen Knöcheln und verschränkten Armen auf die Bank und hatte plötzlich den Einfall, daß ich doch mit Mr. Bieniwicz sprechen könnte. Ich beobachtete zwei Eichhörnchen, die, eins hinter dem anderen, an einem Ahorn hochwetzten, und mir wurde klar, daß das mit dem Spiegel im Vicky's genauso war wie am ersten Tag meiner Begegnung mit Al, als unsere Augen sich durch die Scheibe des McCarthy-Hauptquartiers trafen und wir beide erstarrten. Obwohl ich nicht wußte, was das heißen könnte, fand ich es gut. Man kann nie genau sagen, ob Eichhörnchen nun spielen oder kämpfen oder was.

15

ALS ich die Stimme meiner Mutter aus dem Badezimmer hörte, zerplatzten sämtliche Träume, die ich gerade hatte. Sie ging an meinem Zimmer vorbei und schrie: „Billy! Zeit zum Aufstehen!“ durch die geschlossene Tür. Dann verschwand sie in ihrem Zimmer, wo sie sich an einem nußbraunen Frisiertisch gegen das Licht der ersten Sonne die Haare richtet und sich schminkt.

Ich lag flach auf dem Bauch, und außer meinem Schwanz, der halsstarrig ein Loch in die Matratze bohrte, wollte sich kein Muskel regen. Mein Arm war in einer verrenkten Stellung unter dem speicheldurchweichten Kopfkissen eingeschlafen. Mühsam öffnete ich meine Augen einen Spalt, drehte mich auf die andere Seite, wo ich auf dem Boden ein paar zerknüllte Papiertücher bemerkte, und während meine Latte juckte und zuckte, massierte ich mir den Arm. Ich gehe nicht deshalb so ins Detail, weil diese Dinge ungewöhnlich gewesen wären oder was. Insofern war es sogar ein stinknormaler, typischer Morgen. Wenn ich immer eine Ewigkeit brauche, um aufzustehen, dann eben auch deswegen, weil ich mir sagte, bevor nicht wenigstens die Taxe von meiner Mutter vorführe, könnte ich kaum mit einer steinharten Beule in meinen *Fruit of the Looms* durchs Haus tanzen.

Ich drehte mich auf den Rücken, und ganz planmäßig, wie einem Gedanken morgens beim Aufwachen eben, plopp, in den Sinn HÜPFEN, dachte ich an die Hogan, wobei ich wie üblich ein Gefühl bekam, als drückte mir jemand mit einem großen Daumen in die Brust, daß es mir die Lunge etwas eindellt und mir einen kleinen, langsamen Seufzer durch die Nase preßt. Mein Schwanz gab nach und kippte schlapp zur Seite. Noch ein Plopp, und die kalifornischen Vorwahlen fielen mir wieder ein. Da stieg ich aus dem Bett und rannte ins Wohnzimmer zum Fernsehapparat — vorbei an der Küche, wo sich der Hinterkopf meiner Mutter vorm Fenster abzeichnete.

Sie stand an der Spüle, kaute an einem knusprigen Brötchen und sagte zum Fenster gewandt: „Dein Wasser läuft schon." Für den gefriergetrockneten Kaffee. *Der Mann von La Mancha* lief auf dem Plattenspieler im Wohnzimmer. Mein Finger lag auf dem Tonarm und ich wollte schon fragen, ob es ihr recht wäre, wenn ich ausschalten würde, aber ich tat es nicht. Sie hätte entweder „Nein, ich höre zu" oder „Okay" gesagt, den Kopf geschüttelt und geseufzt. Also ließ ich es bleiben, schaltete den Fernseher ein und sah regungslos zu, wie das Bild aufschimmerte. Als ich gestern abend zu Bett gegangen war, lag Kennedy um Haaresbreite vorn, aber McCarthy gab ihm kaum nach, und auch die Sendeanstalten sagten nichts dergleichen; es gab also noch Hoffnung. Das Bild kam, und auf einem Podium mit der Schrift „Ambassador Hotel" stand Kennedy und rief sich als Sieger aus. Mrs. Kennedy trug ein weißes ärmelloses Kostüm, und ihre Arme mit dem welken, schlaffen Trizeps waren stark gebräunt. Auch meine Mutter trug heute früh ein ärmelloses Kostüm, aber ohne die welken Runzeln. Sie ist erst vierunddreißig. Kennedy kratzte sich über dem Auge und lächelte. Dann verließ er das Podest und schritt, umgeben von jubelnden Menschen, durch den Saal. Hinter der Saaltür fing eine andere Kamera ihn wieder ein, und jetzt kam er durch einen Gang auf mich zu, bleckte lächelnd die Zähne und schüttelte ringsherum Hände. Weil man ihn hin und her schubste, strich er sich die Haare zurück und kam dabei weiter auf mich zu. Die Kamera geriet ins Wackeln, dann konnte man ihn nicht mehr sehen, und die Leute fingen an zu kreischen. Die Kamera sprang hoch, schwenkte und bäumte sich geradewegs zu den Neonlampen an der Decke auf, wo sie unter dem gedämpften Schreien der Menge hängenblieb, und wie ein Blitz rieselte mir etwas über den Rücken. Dann schwenkte die Kamera wieder nach unten und alles wurde unscharf, dann wieder scharf, und dann hatte sie ihn noch einmal für Sekunden im Bild, zuckte abwärts, nach links, hoch, nach rechts und wieder auf ihn, dessen Gesicht einen Moment lang bloß einer leeren, fahlen Maske glich, während die Leute kreischten. Die Kamera kippte nach rechts, dann wieder zurück, und da lag er auf dem Boden, und aus einer Wunde in seinem Hinterkopf floß sein Blut einem Typen über die Finger, der einen Moment nach oben sah, daß unserer Augen sich trafen und eine Sekunde stehenblieben, und Kennedys Arm zuckte, während ringsherum Beine stolperten und schlurften und die Leute schrien und aufgeregt hin und her traten. Meine Mutter sagte irgendetwas aus dem Badezimmer; der *Mann von La Mancha* lief noch immer, und die Kamera hüpfte hoch und mitten hinein, in das entstandene Getümmel und dann wieder zurück. Es sah nicht so aus, als wüßte auch nur einer etwas Vernünftiges zu tun, außer ihm dem Kopf zu stützen, so daß das Blut ihnen durch die Finger und in einer Lache auf den Boden strömte; dann wieder Mrs. Kennedy, fuchtelnd diesmal, und ihr Mund macht GEHEN SIE ZURÜCK GEHEN SIE ZURÜCK MACHEN SIE IHM PLATZ GEHEN SIE ZURÜCK, und seine Augen sind glasig, glasig vor Nichtstun-können, nichts tun können, weil es für keinen etwas zu tun gibt, wenn man nutz- und hilflos ist, dann ist man sehr, sehr träge. Sogar Walter Cronkite. „Man hat auf Robert Kennedy geschossen". Hinter mir ist Mutter bereit für die Arbeit. „Was ist denn los?! Was ist passiert?? Billy Liebling, was ist los?" Und inzwischen verliest Walter Cronkite den Krankenhausbericht. Die Aufzeichnung ist mehrere Stunden alt. „Abermals wurde Senator Robert Francis Kennedy bei einem versuchten Mordanschlag ernstlich verletzt —"

„Oh, mein Gott", wispert meine Mutter, und während sie nähertritt und ihren Arm um mich legt, werde ich stocksteif, zum Zerreißen gespannt. Sie nimmt ihren Arm wieder weg. „Sag' was. Alles okay?" Sie stand da und sah aus dem Fenster. Ich wollte Al anrufen, ich hatte Angst, wußte gar nichts, hatte nicht den blassesten Dunst.

Wie ich als kleiner Junge einmal auf meinem nagelneuen Spielzeugmotorrad, das mir meine Eltern zum Geburtstag geschenkt hatten, durch den Park fuhr, wurde es mir von zwei älteren schwarzen Kindern gestohlen, als ich einen Schluck Wasser trank, und ich kam heulend und völlig verstört nach Hause. Meine Mutter lief vor die Tür und schrie „Was ist passiert? Was ist passiert?" — sie war daheim, weil sie nicht arbeiten ging, als ich noch klein war, — und als ich es ihr erzählte, saßen wir stundenlang auf der Vortreppe, und sie wiegte mich in den Armen, drückte mich mit meinem Kopf an ihren, und wir heulten uns beide die Augen aus, als wäre gerade das größte Unglück der Welt geschehen. Ich glaube nicht, daß sie wegen meinem Motorrad heulte.

Draußen hupte das Taxi, aber sie ging nicht. Sie blieb eine Minute hinter mir stehen und fragte: „Alles okay, Baby?"

„Dein Taxi wartet", gab ich zurück.

„*Verdammt nochmal, das Taxi kann warten, bist du okay?*"

„Ja."

„Trödel hier nicht zu lange rum. Du mußt dich für die Schule fertigmachen."

„Tschau", sagte ich, und sie ging. Als ich die Haustür vom Flur her und durch das Fenster draußen zuknallen hörte, beobachtete ich noch, wie sie einstieg und wie dann das Taxi davonfuhr.

In der Küche trank ich ein wenig von dem lauwarmen Kaffee, den sie mir eingeschenkt hatte. Während ich die Tasse so in der Hand hielt, versenkte ich mich in ein Astloch auf der hölzernen Tür zum Wandschrank, driftete, obwohl ich gelegentlich an den Seiten anstieß, immer tiefer und tiefer in das Astloch hinab und hinein, denn es gab keinen Boden, und aus dem Wohnzimmer drangen die gleichen Schreie, die ich vor ein paar Minuten immer wieder gehört hatte, Schreie nach ich-weiß-nicht-was ich weiß nicht wer überhaupt was weiß ich weiß gar nichts. SCHEISSE: Ist ja auch egal. Schnurzegal, in welche Ordnung das gehören mag.

Manchmal überschlagen sich einem die Gefühle doppelt und dreifach, einfach weil sie da sind. Ich meine, ich war z.B. völlig verstört und zittrig, aber ich glaube, das lag an meiner totalen Überraschung oder dem Schock oder was, mit dem ich auf die Bilder im Fernsehen reagierte. Anders gesagt: Ich war so verstört, weil ich verstört war. Aber auch, weil ich eine Stinkwut auf mich selber hatte. Den Arm meiner Mutter von mir abzuschütteln! Auch in Süd-Dakota wurde McCarthy von Kennedy geschlagen. Aber wen juckt's?

Aus irgendeinem Grund waren alle Bedenken gegen eine Unterhaltung mit Mr. Bieniwicz wie weggeblasen, und auf meinem Weg durch den Park nahm ich mir vor, heute abend nach dem Training mit ihm zu sprechen.

Überall in der U-Bahn sah ich auf der *Daily News*, die die Leute wie immer lasen, ohne eine Miene zu verziehen: RFK angeschossen; und ich sage Dir, an diesem Tag hatte ich nicht die Nerven oder den Mumm, mein McCarthy-Abzeichen anzustecken.

Als der Zug in Hunt's Point hält, steigen die ersten Schwarzen und Puertoricaner ein. Ein paar davon unterhalten sich noch kopfschüttelnd und unglücklich darüber, da fängt diese fette Negerin vor mir doch tatsächlich zu flennen, zu jammern und zu zetern an: „Martin! Bobby! Oh, mein Herr Jesus, errette uns! Jetzt ist keiner mehr übrig! Oh, Bobby! Nur noch mein Herr Jesus bleibt!"

Fast alle versuchten so zu tun, als wäre gar nichts weiter los, und weil sie immer mehr aus dem Häuschen geriet, stand ich auf und überließ ihr meinen Platz. Sie wedelte sich schluchzend mit einem Taschentuch vor dem Gesicht rum. Der weiße Mann und die weiße Frau rechts und links neben ihr sahen aus, als wünschten sie entweder, daß sie Ruhe gäbe oder daß sie sich beide bequem und selbstverständlich fühlen und so tun könnten, als wäre gar nichts los. Ich möchte mich hier nicht als barmherziger Samariter oder was hinstellen. In der Regel muß man wirklich *ur*alt sein oder den Totenschein schon in der Tasche haben, ehe ich aufstehe und meinen Sitzplatz abtrete, wie z.B. diese beiden alten Weibchen, die so zusammengeschrumpelt sind, daß sie nicht bis an die Schlaufen reichen. Manche Leute gehen schnurgerade auf die Kinder los, stellen sich vor einen hin, tun so, als kämen sie kaum an die Griffe und stöhnen und seufzen und massieren sich die Hände, wenn der Zug einmal anhält. Ich habe auch schon gesehen, wie sich ein Typ echt schwer humpelnd, schlimmer als Tommy, in den Zug schleppte, und jemand trat ihm seinen Platz ab, und als der Zug dann in der 125sten anhielt, raste der Kerl über den Bahnsteig zum Expreß wie ein olympischer Sprinter. Deshalb biete ich kaum jemand meinen Platz an. Mit anderen Worten: Dieser

Tag war eine Ausnahme, ohwohl ich wußte, daß die dicke Schwarze das ganze Theater auch nur vorgetäuscht haben könnte, um den Sitz zu kriegen, aber ich war mir ziemlich sicher, daß sie es nicht spielte. Ich glaube, ich kann den Unterschied erkennen.

Gleich, wenn man aus der U-Bahn kommt, steht dieses griechische Café, ein ziemlicher Saftladen, in dem ich jeden Tag eine halbe Stunde vor der Schule mit Joey frühstückte. Obwohl er gleich in der Station nach mir zustieg, sparten wir uns die Mühe, uns um jeden Preis zu treffen, bevor wir angekommen waren. Eigentlich ist es ja kein richtig griechisches Lokal — ich meine, die Inhaber sind Griechen, man kann ein Feta-Käse-Omelett und einen Feta-Cheeseburger bekommen und das ganze Lokal heißt *Mykonos,* aber wir sagen immer nur „der Saftladen“ dazu. Es ist sehr lang und schmal, mit Sitznischen an der einen und einer langen Theke auf der anderen Seite. Joey war Junior. Wir hatten keinen Unterricht zusammen, und weil ich ihm sowieso kaum über den Weg lief, waren diese gemeinsamen Morgen im Saftladen das einzige Bindeglied zwischen meinem Schul- und meinem wirklichen Leben — immer ein komisches Gefühl für mich, wie wenn man bei einer Wippe in der Mitte steht und sie mit den Füßen auf und ab bewegt, ohne daß die Enden den Boden berühren.

Ob Du's nun glaubst oder nicht, aber innerhalb eines Fünf Block-Radius von der Hogan ist Rauchen verboten, und wenn einen ein S.C. erwischt, wird man angezeigt und muß nachsitzen. Der Saftladen lag etwa sechs Schritt außerhalb dieser Gefahrenzone und war deshalb jeden Morgen knackevoll mit wilden, kreischenden Hoganschülern, die sich dort die Birne zupafften und Kaffee tranken. Ganz vorne saß ein Kassierer, und hinter der Theke standen in gleichmäßigen Abständen etwa fünf Kellner. Joey und ich setzten uns jeden Morgen auf den allerhintersten Platz und laberten mit Tony, einem steinalten Typen, der einem meistens das Falsche brachte. Es war immer so voll hier, daß man sich eigentlich, ohne je zu bezahlen, hätte hinausschleichen können, aber wir wenigstens wechselten uns jeden Tag darin ab. Wir ließen uns getrennte Rechnungen geben, und wenn wir uns an die Kasse vorkämpften, versteckten wir eine in der Tasche oder in einem Buch. Keiner kam uns je auf die Schliche.

An diesem Tag stand Joey wie üblich und mit seiner allmorgendlichen Sonnenbrille vor dem Saftladen. „Mensch, wo hast du denn die letzten zwo Tage gesteckt?“ wollte er wissen.

Ich zuckte die Achseln und brummelte irgendwas über McCarthy. Als wir uns durch das Getümmel nach hinten boxten, um dort auf zwei Hocker in Tonys Bezirk zu warten, rief Joey über die Schulter: „Von Tommy und Lorraine hast du wohl schon gehört, oder?“

Wir bekamen auf Anhieb zwei freie Stühle. „Was soll ich denn gehört haben?“ fragte ich.

„Scheiße, jetzt halt' dich mal fest!“ Und während er sich sein Hemd um den Nabel aufknöpfte, sich nach vorn beugte und sich eine Silva-Thin anzündete, sagte er: „Sie sind gestern durchgebrannt. Nach Kalifornien.“

„*Was*?!“ Ich sah Tommy vor mir, wie er die 45-Kaliber seines Vaters auf Bobby Kennedys Kopf abfeuerte, was mir gleichzeitig möglich und unmöglich vorkam. „Willst du mich verarschen?“ fragte ich. Bei Tommy weiß man nie so genau.

„Nee, ich verarsch' dich nich'“, sagte Joey.

„Wie sollten die beiden denn dorthin kommen?“

„Weiß ich's! Mit dem Bus wahrscheinlich.“ In diesem Falle waren sie immer noch unterwegs, und überhaupt hatte man ja auf der Stelle einen Araber festgenommen.

Tony kam, stellte uns zwei Tassen Kaffee hin und sagte: „Morgen, die Herren Professoren.“ So nannte er uns immer, und jedesmal amüsierte er sich darüber. „'ne Affenschande, einfach schrecklich, das mit Mr. Kennedy, hä?“

„Ja, ich weiß“ sagte ich, während Joey ein paar Zuckerwürfel auspackte und sie sich in den Kaffee tat. „Gibt's schon was Neues darüber?“ fragte ich. „Z.B., ob er schon tot ist?“

„Nee, nee. Hier drinnen hör' ich nichts“, antwortete Tony, indem er Zigarettenqualm und Lärm mit seiner Hand wegwedelte.

„Dasselbe wie immer, Tony.“ Das war Joey. Sein Selbes fiel zwar immer anders aus, aber das störte ihn nicht. Ich sagte, ich wolle nur einen Schokoladenkrapfen.

„Hast du keinen Hunger?“ fragte Tony.

„Nee.“

„Wenigstens war er nicht dein Favorit. Machst du immer noch mit dieser ganzen Kacke rum, hä?“

Ich nickte.

„— Was is'n?"

„Ich hab' Bauchweh." In Wirklichkeit hatte ich dieses Daumen-drückt-auf-Brust-Gefühl, denn ich mußte an das Telefongespräch mit Lorraine am Montagabend denken. „Von wem hast du denn das mit Tommy und Lorraine?"

„Glaubst du den Quatsch vielleicht? Klingt mir ganz wie was aus 'nem alten Film, ich weiß nicht. Wer brennt denn schon durch? Letzte Nacht hat mich seine Mutter angerufen, ja? Die hat mir alles erzält von wegen Durchgebrannt und so. Sie dachte wohl, ich wär' sein bester Freund oder weiß-der-Geier."

In der bewußten Nacht im Park hatte Lorraine mir ja erzählt, sie wolle durchbrennen und mit mir nach Kalifornien ziehen. Und am Telefon hatte sie mich was fragen oder mir was sagen wollen, aber ich war von der ganzen Geschichte mit Sue zu entnervt, um ihr zuzuhören.

„Du tust aber ganz schön komisch", meinte Joey.

Weil sich in meinem Kopf Kennedy, Bieniwicz und Lorraine überschlugen, fühlte ich mich aus allen möglichen Gründen mies bzw. nervös. Tony stellte uns das Essen hin. Joeys Selbes bestand heute aus Speckeiern mit einem magenfreundlichen Roggenbrötchen, und ich bekam einen aufgeschnittenen Zimtkrapfen. Ich aß ihn halb und gab die andere Hälfte Joey, der sie in seinen Kaffee tunkte und dann tropfend zwischen den Fingern hielt.

„Ich weiß gar nicht, was ihr heute alle habt. Da kann man doch nichts gegen machen, oder? Also laß' dir keine grauen Haare wachsen. Das wird sowieso 'ne schlappe Sache." Er biß ein Stück von meinem Krapfen. „Dieser Tommy war doch 'n echter Scheißkerl."

Ich konnte mir nie richtig vorstellen, daß Lorraine in Tommy verliebt war, obwohl ich ihr genau das immer vorbetete, wenn sie Krach hatten, um — mehr Tommy als ihr zuliebe, wie ich jetzt einsehe — die Wogen wieder zu glätten und Frieden zu stiften. Ohne Lorraine wäre er aufgeschmissen gewesen. Dann kam mir der Gedanke, daß er ihr ja buchstäblich die Pistole auf die Brust gesetzt haben könnte und sie sich ihm fügte, auch wenn er nicht Kennedys Attentäter sein mußte.

Joey gab mir einen Schubs. „Hey, Connors, wach' auf — "

„Hm —?“
„Ich hab’ gehört, daß du und — wie heißt sei noch? Sue?“
„Ja.“
„Daß zwischen euch Schluß wäre?“
„Ja.“
„Im Ernst?“
„Hm mh.“
„Manchmal bist du mir echt zu hoch, Billy. Die war doch so ein scharfes Luder.“
Ich sagte nichts.
Er strich sich einen Löffel Traubengelee auf sein letztes Stück Roggenbrötchen. „Na, aber schließlich ist es ihr Pech nicht wahr?“
„Eben.“
„Wo du doch so’n wendiger Gesprächspartner bist und alles.“
Je näher meine Aussprache mit Mr. Bieniwicz rückte, desto mehr verlor ich Kennedy im Lauf des Tages aus dem Gedanken. Nach dem Training ließ ich mir etliche Minütchen Zeit und kämmte mich tausendmal, bis auch der letzte draußen war und ich mich auf in den Kampf stürzte — das Sprechzimmer, in dem zur Zeit nur Bieniwicz sich aufhielt und, diesmal in Freizeithose und Hemd, ein kleines Transistorradio anstarrte, das mir wohl noch nie so richtig aufgefallen war. Der Kugelschreiber in seiner Hand schwebte über einem aufgeklappten Notizbuch. Es gab gerade Neuigkeiten von Kennedy.
Ich stand in der Tür, machte irgendein Geräusch mit dem Fuß oder mit einem Buch oder was, und er sah auf und zu mir her. Während sein Schreiber weiter über dem Notizbuch schwebte, als wäre das, was ich auf dem Herzen hatte, von vornherein in Sekundenschnelle erledigt, fragte Mr. Bieniwicz: „Was gibt’s, Connors?“
Ich sagte: „Äh, kann ich, hm, naja — ich wollte, haben Sie eine Minute Zeit, ein paar Minuten!“
„Ja — bitte.“ Er richtete sich in seinem Stuhl auf und fing an, mit dem Kuli zu klicken.
„Ist er schon tot?“ fragte ich.
„Nein. Er vegetiert noch vor sich hin.“ Mr. Bieniwicz schüttelte den Kopf. „Ich kann’s gar nicht glauben.“ Nachdem er ei-

ne Sekunde auf den Tisch gestarrt hatte, schaltete er das Radio ab und wiederholte: „Was gibt's?"

Ich nahm auf dem Stuhl neben seinem Schreibtisch Platz, aber die Sitzordnung gefiel mir nicht. „Ich wollte Sie etwas fragen — Sie in etwas um Rat fragen, das, äh, gar nichts mit der Mannschaft zu tun hat oder so."

Er legte den Kuli hin und behielt mich weiter im Auge — wartend, aber nicht ungeduldig, nur mit einem etwas verwirrten Gesichtsausdruck, als wäre ich mit verkehrtherum übergestreiftem Hemd hereingekommen oder so.

„Vielleicht könnten wir nach draußen gehen", sagte ich. „Z.B. auf den Sportplatz, wenn es Ihnen recht wär'?"

Er ließ sich nicht zweimal bitten, und während wir so stillschweigend auf das verlassene Trainingsgelände gingen, kam ich mir irgendwie dumm vor. Wir setzten uns jeder ans andere Ende einer Bank.

„Was hast du auf dem Herzen?" fragte er.

„Sie werden es mir nicht glauben." Ich knackte nervös mit den Zehengelenken. „Ich meine, wahrscheinlich werden Sie echt schockiert sein, aber ich muß einfach mit einem Mann reden, und Sie sind der einzige, den ich kenne, den es nicht gleich anekelt oder schockiert; aber Sie sollten es sich wirklich überlegen, ob Sie vielleicht etwas hören wollen, das Sie vielleicht wirklich nervt oder schockiert —"

„Ich höre zu, okay? Ich glaube nicht, daß es mich schockiert."

„Ich meine, Sie wären wahrscheinlich weniger schockiert, wenn ich jemanden umgebracht oder vergewaltigt hätte, weil es sich um etwas handelt, das jeder für widerlich und pervers hält, obwohl ich es absolut natürlich finde, weil es guttut und weil mein Körper eben so fühlt und mir dieses Gefühl gefällt — "

„Willst du mir vielleicht sagen, daß du homosexuell bist?"

„Was?"

„Ob du homosexuell bist."

„Hm, naja — "

„Empfindest du für andere Jungens etwas — Sexuelles?"

„Ja."

„Hast du noch nie das Wort 'homosexuell' gehört?"

„Das *Wort* hab' ich *natürlich* gehört, nur kommt's mir irgendwie so dumm vor."

„Paß' auf, jetzt hol' erst mal tief Luft. Was, glaubst du, bedeutet dieser Begriff?"

„Ich weiß, was er bedeutet, aber alle glauben, es wären Männer, die gerne Frauen sein wollen, wie z.B. die, die sich Frauenkleider anziehen, schminken und in Greenwich Village umherlaufen."

Er kicherte ein wenig und blickte auf den Torf am Boden. Dann sah er wieder mich an. „Jedenfalls, schau' mal — Zuneigung — zu anderen Jungen — zu empfinden, — ist wahrscheinlich ein Problem für dich?"

„Ja, sicher. Allerdings wäre es kein Probelm, wenn nicht alle anderen es dazu machten."

„Es gibt verschiedene Vorstellungen über das, was normal oder akzeptabel sein soll, und mit deiner Art — Sexualität — fällst du nicht unter das gesellschaftlich Akzeptierte — du schwimmst gegen die anerkannte Norm."

„Das heißt aber nicht, daß die anderen recht oder unrecht hätten."

„Nein...nein, aber du wirst einen harten Kampf vor dir haben, wenn du fähig werden willst, zu..."

„Es geht doch nicht darum, was ich sein *will*, z.B. Feuerwehrmann oder Präsident der Vereinigten Staaten. Es geht um das, was ich bin und von jeher war. Ich meine, nicht daß ich Wert darauf legte, aber es ist nicht, als hätte man seine Wahl zu treffen. Meine blonden Haare hab' ich mir ja auch nicht ausgesucht."

„Du wirst es schwer haben, zu funk — dein Leben zu leben, wollt' ich sagen. Die Mehrheit der Gesellschaft lehnt Homosexualität ab."

„Es sollte für solche Dinge nicht mal einen Ausdruck geben", sagte ich.

Die Dämmerung kam auf, und hinter den Mietskasernen auf der anderen Seite des Spielfelds ging die Sonne unter. Wenn man seine Hand hob und die alten Kästen verdeckte, sah der Himmel sehr hübsch aus.

Ich sagte: „Ich danke Ihnen, daß Sie sich die Zeit genommen haben —"

„Keine Ursache. Machst du dir denn gar nichts aus Mädchen oder wie?"

„Nein. N. Ein. Ich meine, ich find' sie ganz nett, nur Freundinnen hab' ich nicht, wissen Sie. Aber wenn die Jungs z.B. übers Mösenlecken und sowas reden, kennen Sie das?" Er nickte. „Naja, dann wird mir schon bei dem Gedanken schlecht."

„Hast du je mit einem Mädchen Sex gehabt?"

„Ja, schon, so irgendwie, einmal, glaub' ich."

„Und wie war das?"

„Ich weiß nicht. Als hätte ich Sex mit 'nem Kopfkissen oder was-weiß-ich, eben nicht wie was, das ich gern tue und das mein Körper will. Ich zwinge mich auch gar nicht weiter dazu, weil — ich meine, wenn ein Junge, der keine Zuneigung zu Jungen fühlt, es mit einem Jungen, oder ein Mädchen, das keine Zuneigung zu Mädchen fühlt, es mit einem Mädchen triebe — ich meine, mit der Zunge und allem — dann käme ihnen das Kotzen. Das ist genau dasselbe, und ich werde es nicht durchziehen, nur weil alle Welt behauptet, es wäre toll oder normal."

„Hast du schon je mit einem Jungen Sex gehabt?"

„Nein. Das heißt — sehen Sie, das ist genau der Punkt, über den ich ganz speziell mit Ihnen reden wollte."

„Ja." Er fing wieder an, mit dem Kuli zu klicken, den er mit nach draußen genommen hatte.

„Ich glaube, Samstagabend werde ich mit einem Jungen Sex haben — nach dem Schwimmwettkampf."

„Du meinst, das ist schon eine ausgemachte Sache?"

„Ja, es ist ausgemacht, so eine Art Rendezvous, schätz' ich. Er kommt zu dem Wettkampf und alles." Ich erzählte ihm, daß Als Eltern übers Wochenende fortfuhren und alles.

Während ich mich weiterkämpfte, fummelte er an seiner Pfeife und sah zu Boden. Ich erzählte ihm eine ganze Menge über Al und wurde öfters knallrot. „Einmal haben wir uns sogar richtig geküßt, ich meine, nicht nur so kurz auf die Wange, und dauernd wichse ich nur in Gedanken an ihn, aber ich bin mir nicht sicher — ich weiß nicht so recht, was ich jetzt tun soll."

„Warst du schon — hast du schon mal daran gedacht, den Schulpsychologen zu konsultieren."

Ich ließ meine Hände zwischen die Knie hängen und mir

klappte so quasi die Kinnlade runter, als ich ihn ansah und sagte: „Hä?“

„Oder sonst einen Psychologen, Therapeuten oder dergleichen — ich weiß ja auch nicht, ob es gerade die beste Idee wäre, zum Schulpsychologen zu gehen — das wird alles in den Unterlagen festgehalten.“

Ich lief rot an, und mir sträubten sich die Nackenhaare.

„Was reden Sie da eigentlich?“ fragte ich.

„Ich meine, es gibt doch — ich dachte, das wäre dir vielleicht nicht klar — es gibt doch meines Wissens einige Wege, um daran etwas zu ändern, Psychotherapie oder —“

„Oh. Ich verstehe.“ Ich sprang auf. „Na, jedenfalls vielen Dank, daß Sie sich die Zeit genommen haben. Ich muß jetzt gehen.“ Und ich verschwand. Ich weiß nicht, ob er aufstand oder sitzenblieb oder was, denn ich habe mich nicht mehr umgedreht.

16

IN der U-Bahn war ich taub gegen alles und fühlte mich wie ein kompletter Vollidiot, weil ich mit Mr. Bieniwicz gesprochen hatte. Wenn man manchmal an etwas zurückdenkt, ist einem schleierhaft, wieso man es überhaupt getan hat — was einem damals nur einfiel und was man sich denn davon versprach. Als ich zu ihm sagte „Ich weiß nicht recht, was ich jetzt tun soll", meinte ich nicht, ob ich *geheilt* werden könnte wie bei einer Krebswucherung oder was, das man um keinen Preis behalten möchte. Ich meinte, was ich ganz speziell, sexuell, mit *Al* tun sollte, z.B. wie man einen Schwanz lutscht oder wie man sich in den Arsch ficken läßt — nein, nicht wie man sich in den Arsch ficken läßt, davon hatte ich ja noch nicht mal *gehört*. Dabei hatte ich von Mr. Bieniwicz weiß Gott keine präzise Antwort erwartet, aber doch — also eigentlich weiß ich jetzt gar nicht mehr, was zum Teufel ich mir von ihm erwartete. Und dann Homosexuell. Ein großes Wort. Wie „Hitler" oder „Kommunismus" — Worte, die Abscheu oder Schaudern bei den Menschen erwecken.

Ich versuchte mir das alles aus dem Kopf zu schlagen, indem ich hinten in meinem alten Geschichtsheft nachschlug — dort, wo ich, wie, glaub' ich, schon erwähnt, alles mit Als Namen und sogar seinen und meinen Anfangsbuchstaben vollgeschrieben hatte, in Herzchen wie man sie auf Baumrinden ritzen soll. Eine Sache, die Mädchen dauernd tun, ist, ihren Namen zu schreiben, als wären sie schon mit einem Typen verheiratet, z.B. „Mrs. Joe Schmo“. In der U-Bahn damals schrieb ich also „Mr. Al DiCicco“ in mein Heft. Aber dann fiel mir ein, das wäre doch immer noch er, nicht ich, und ich merkte, daß ich beides war, wenn Du verstehst, was ich meine: er *und* ich. Wenn wir nämlich so quasi verheiratet wären, wäre ich zwar immer noch Mr. Billy Connors, aber auch Mr. Al DiCicco, und er wäre zwar immer noch Mr. Al DiCicco, würde aber trotzdem auch Mr. Billy Connors, klar? Wir wären beides, und das fand ich ganz toll, auch wenn Du es vielleicht für sentimental oder dumm hältst; ich weiß ja, daß Männer sich nicht heiraten können.

Ich klappte das Heft zu, schlug die Beine übereinander und dachte mit geschlossenen Augen an Als Mund und seine Hände. Ich konnte es gar nicht erwarten, ihn im McCarthy-Büro wiederzusehen, obwohl mir nicht nach Propaganda war, solange die Sache mit Kennedy noch dauerte. Mit einemmal mußte ich an den Anblick von Kennedys Blut denken, wie es aus seinem Hinterkopf strömte, und ich kam mir ganz schlecht vor, ihn vergessen zu haben, denn wie jeder wohlerzogene Katholik weiß, suchen sich selbst die, die überhaupt nicht daran glauben, zwischen zwei Dingen — eins zum Glücklich- und eins zum Unglücklichsein — das unglückliche heraus. Dadurch soll man nämlich ein besserer Mensch werden und hat weniger Zeit im Fegefeuer abzusitzen. Das liegt ganz bei Dir. Mir klingt das völlig ungereimt, aber wenn einem seit dem Tage der Geburt eine entsprechende Gehirnwäsche verpaßt wird, verhält man sich manchmal danach, obwohl man alt genug ist, um zu erkennen, daß das Ganze Quatsch mit Soße sein muß.

Als ich nach dem Aussteigen auf der Crosby Avenue entlangging, konnte ich unten vor dem McCarthy-Büro einen Menschenauflauf sehen, dazwischen auch Al. Alle standen sie mit verschränkten Armen herum und unterhielten sich leise und grüppchenweise.

Viel mehr tat eine Reihe von Wahlhelfern sowieso nicht, aber nach dem Attentat hatten sie einen guten Vorwand.

Als Al mich kommen sah, machte er einen Sprung und riß sich von ihnen los. Er ist zwar vier Jahre älter als ich, aber ein wenig kleiner und hat leichte O-Beine. Wo er geht und steht, hält er sich immer etwas vornübergebeugt. Es war, als hälfen wir uns gegenseitig aufeinanderzuzugehen — wie auf einem Fließband im Flughafen. Als wir circa dreißig Zentimeter voreinander standen, blieben wir plötzlich stehen und taten nicht, was wir eigentlich tun wollten, nämlich etwas Körperliches, z.B. uns umarmen oder so. Er fragte mich, wo ich gewesen wäre, als ich das von Kennedy hörte, und ich erzählte ihm sogar, daß ich geflennt hatte. Daß ich in das Astloch auf der Tür getaucht war, behielt ich für mich. Er sagte, er wäre gerade in seinem Auto und unterwegs zur Schule gewesen.

Das letzte Mal hatte ich ihn am Montag gesehen, als wir es in seinem Wagen hatten. Auch Al war nicht nach Klinkenputzen. Ich fragte, und er ließ seine Augen an mir hinuntergleiten, sah dann zu mir auf und grinste mit den Zähnen. „Ähem“, sagte er. Mit unseren Händen in den Hosentaschen lachten wir beide so quasi.

Er fragte: „Hast du Bock, ins *Nathan's* zu gehen?“ In Tuckahoe.

„Okay.“ Nathan's ist diese Kneipe mit den Millionen Flipperautomaten, und sie führen auch alle möglichen Speisen. Mit Joey und Roxanne war ich schon oft dort gewesen.

„Wir könnten die Sprain nehmen“, meinte er. „Dort gibt's keine Beleuchtung.“ Joey fuhr immer über den Thruway.

Also kurvten wir den Sprain Brook Parkway hinunter, eine dunkle, unübersichtliche Straße, und ließen unterwegs das Radio tönen. Obwohl ich ihm erzählen wollte, wie es mir bei Mr. Bieniwicz ergangen war, hielt ich den Mund. Für solche Gespräche waren wir eigentlich noch nicht reif. Genau gesagt, habe ich es ihm sogar nie verraten.

Er erzählte mir, er hätte mit einem Freund gesprochen, einem Schulkameraden, der sich mit seiner Wahlkampfarbeit für die Regular Democratic Organization, die parteilich nicht gebunden war, Pluspunkte holte. „Er hat da einen Vollzeit-Sommerjob bekommen und meint, wahrscheinlich könnte er auch mir einen beschaffen.“ Er sagte das, während er, beide Hände am Steuer, stur geradeaus starrte, was Du ja vielleicht nicht so ungewöhnlich findest, aber meistens fuhr er nur mit einer Hand, sah beim Sprechen zu mir hinüber oder faßte mich an und all sowas.

Ich fragte ihn, ob die Uncommitted wirklich nicht festgelegt wären.

„Naja, weißt du — das schon. Rein technisch".

„Ich wette, im Grunde sind sie für Humphrey. Für mich persönlich bedeutet Humphrey weiterhin Krieg und Einberufung."

„Tja, vielleicht Humphrey. Wahrscheinlich. Kann aber sein, auch nicht." Er nahm eine Hand vom Steuer, gestikulierte und sah weiter geradeaus. „Wahrscheinlich legen sie sich erst auf ihrem Parteitag fest. Du weißt schon, von wegen der Einflußnahme — der Hebelwirkung."

„Ja."

„Es ist also 'ne ganz tolle Sache, ich brauche nämlich wirklich einen Sommerjob", sagte er. „Aber noch ist alles offen."

Ich fragte ihn, wann er Genaueres wüßte, und er sagte, er solle sich nächste Woche mit einem bestimmten Typen treffen. Mir gefiel der Ton von alldem gar nicht, wenn ich auch nicht wußte, weshalb.

„Warum steckst du dir keinen Joint an?" fragte er.

Ich nahm einen aus dem Handschuhfach, zündete ihn an, reichte ihn hinüber und sagte: „Dann erfährst du doch noch vor der Vorwahl Genaues über deinen Job, nicht?"

„Ja, vermutlich."

„Würdest du dann immer noch für McCarthy arbeiten?"

„Glaub' ich kaum."

„Du sagtest, du würdest es aber nicht bloß wegen persönlicher Vorteile machen."

„Es könnte ein Trittstein für meine politische Karriere werden. Die McCarthy-Leute verschwinden gleich am Morgen nach der Vorwahl in ihrem Bus. Die Regulars sind schon seit den Dreißigern dabei", sagte er. „Sie sind mächtig — und immerhin keine Republikaner." Er reichte mir den Joint, aber ich wollte nicht.

Darum legte er ihn auf den Rand des Aschenbechers. „Reden wir nicht mehr davon", sagte er.

Er drehte sich immer wieder zu mir um, aber ich wollte ihn nicht anschauen. „Weißt du", meinte er nach einer Weile, „ich freue mich schon so richtig auf Samstagabend."

Ich wußte zwar, was er meinte, fragte aber: „Du meinst, auf den Wettkampf?"

„Oh — das auch." Obwohl er weiterhin fuhr, lehnte er sich herüber, faßte mich am Kinn und gab mir einen Kuß. Am liebsten hätte ich ihn auf der Stelle verzupft.

Im Nathan's spielten wir dann Flipper, und indem wir unsere Arme und Beine gegeneinanderpreßten, nutzten wir die Gelegenheit, hautnah zusammenzustehen, als sähen wir uns dabei zu. Wir aßen gebackene Muscheln mit Pommes Frites und kauften in der Bäckerei dort ein Pfund Cookys, die wir auf der Rückfahrt verspachtelten. Dabei rauchten wir noch einen Joint. Jedesmal, wenn er einen Gang eingelegt hatte, hielten wir Händchen oder küßten uns sogar zwischendurch die Krümel von den Lippen.

Ich sagte: „Ich weiß da eine ganz versteckte Straße beim Pell Mansion."

Er hielt die Luft an und meinte: „Ach?"

„Wir könnten doch ein Weilchen dorthin fahren."

„Worauf willst du hinaus?"

„Wir könnten hinfahren, den Wagen abstellen und weißt du — "

„Du meinst, — *parken*?" Er sprach das Wort „*parken*" aus, als stünde es in Gänsefüßchen.

„Ja."

„Diese Straße ist doch kein Geheimnis. Dauernd fahren dort Pärchen hin. Mädchen-und-Junge-Pärchen."

„Es schaut doch keiner in unser Auto und guckt, wer wir sind."

„Lächerlich. Das ist zu gefährlich."

Ich sagte nichts. Ich ließ mich nur so quasi ins Polster fallen.

„Woher kennst du diese Straße überhaupt?" wollte er wissen.

„Mein Freund Joey hat mir davon erzählt."

„Bist du schon mal mit einem Typen dorthin gefahren?"

„Ich bin mit diesem Joey und seiner Freund*in* hingefahren. Ich meine, wir sind nicht *rein*gefahren. Wir waren gerade unterwegs nach Iona, zum Tanzen, da hat er plötzlich verlangsamt und es mir gezeigt."

„*Weshalb hat er es dir gezeigt?*"

„*Er hat mir einfach den Platz vorgestellt, wo er dauernd mit seiner Freundin Roxanne hinfährt.*"

Wir schrien schon fast.

Dort, wo die Sprain auf den Thruway trifft, bog er ab und nahm den Thruway nach Hause. Wir sagten kein Wort. Ich war sauer. Nicht weil er nicht am Pell Mansion gehalten hatte, sondern weil er die Idee so bescheuert fand. Außerdem kam es mir vor, als würde er mich schmoren lassen. Als wir endlich in der Nähe von meinem Haus abfuhren, nahm er mich bei der Hand und entschuldigte sich. Nach ein paar Sekunden Schweigen erwiderte ich „Schon gut."

Als ich an diesem Abend in der Wanne vor dem Badezimmerspiegel stand, deklamierte ich sehr übertrieben, aber ohne sie laut auszusprechen, die Worte: „Du. Bist. Homosexuell." Am Ende der letzten Silbe berührte meine Zunge jedesmal meine Oberlippe, und ich behielt sie dort. Mit starren Blicken in den Spiegel ließ ich die Zunge ganz langsam erst über die Ober- und dann über die Unterlippe gleiten. Ich versuchte mir vorzustellen, daß auch Al das vor seinem Badezimmerspiegel täte, aber ich konnte nicht.

Am Tage nach Kennedys Tod trugen plötzlich viele Menschen, die in Hunt's Point zustiegen, RFK-Abzeichen mit schwarzen Bändern. Auch etliche Studenten, Lehrer und die Leute überall auf den Straßen. Als ich mit Joey mitten in der Meute aus der U-Bahn und aus dem Saftladen in Richtung Hogan ging, sah ich, daß die Flagge vor der Schule auf Halbmast stand, und das machte mich sauer. Beim Betreten des Gebäudes hörte ich, wie einige Jungs darüber lachten, für diesen Schwuli Kennedy eine Flagge auf Halbmast zu setzen. Das wäre doch bescheuert. Jeder, der kein totales Arschloch war, galt hier als Schwuli. Bei den Spinden fragte dann ein anderes Jungchen jemanden, warum denn die Fahne auf Halbmast hinge. Nicht, daß er es für unrichtig gehalten hätte, — er wußte einfach nichts von Kennedys Ermordung oder doch zumindest nicht, wer dieser Kennedy denn genau war. Anders ausgedrückt: Diese Flagge auf Halbmast war, wenn Du mich fragst, eine Lüge. Im allgemeinen gebraucht man dafür zwar das Wort „Heuchelei", aber der Ausdruck Lüge ist schlichter und zutreffender.

17

ABGESEHEN von ein paar Mädchen am anderen Bekkenende, die die Zeit abnehmen sollten, war Al noch weit und breit der einzige Zuschauer. Er saß abseits unter einem goldblauen HOGAN-Banner in der letzten, obersten Reihe, hatte sich mit gefalteten Händen auf den Unterarmen nach vorn gebeugt und sah geradewegs auf das rotbraun-weiße MOUNT ST. MATTHEWS-Banner mit seinen Quasten und Pipapo gegenüber. Es war Samstagabend — der große Bronx-Westchester-Wettkampf in der Mount, den ich jetzt schon tausendmal erwähnt habe, aber ich weiß wirklich nicht, ob ich ins Detail gehen möchte, denn es war ein totaler Reinfall.

Ringsherum waren noch ein paar andere Banner verteilt, darunter auch das vom Kathy's — vom FARRELL —, dem lahmarschigsten Team der Welt, weil es erst seit zwei Jahren Jungens auf dieser Schule gibt; aber ihre Badehosen mit den orangen und gelben Längsstreifen sind echt attraktiv. Zwischendurch kratzte sich Al immer mal am Gesicht, lehnte sich zurück, verschränkte seine Arme oder schlug die Beine übereinander. Ich dachte mir, daß er sich dort hinter der Hogan-Bank wohl ziemlich komisch vorkommen müßte. Schließlich war er doch schon für die Mount geschwommen und alles. Darum hüpfte ich, nur mit meiner Badehose bekleidet, hinter diesen Zeitabnehmerinnen aus der Garderobe, und einige davon folgten mir mit den Augen zu Al hinüber. Er richtete sich auf, besah sich so quasi genießerisch meinen Körper, schüttelte, wie von einem Erlebnis überwältigt, einmal seinen Kopf und pfiff durch die Zähne. Ich ließ mich neben ihn plumpsen und sagte „Hei".

„Hey, du heiße Schnitte", flüsterte er und berührte meinen Arm mit dem Ellbogen. „Schon aufgeregt wegen eurer Begegnung?"

„Ja." Mehr regte mich auf, daß ich anschließend allein mit ihm zu Hause wäre.

„Er kann's kaum noch erwarten", sagte Al.

„Ich auch nicht."

Nachdem er sich hastig umgesehen hatte, kratzte er sich im Genick, formte den Mund zu einem O und warf mir, als er sich wieder mir zuwandte, einen angedeuteten Kuß zu. Ich gab ihn zurück.

Er untersuchte seine Handfläche. „Hübsche Beine hast du da. Wirklich nett."

„Hör' auf, ja?" Ich zog meine Beine zusammen. „Scheiße."

Lachend und mit angehobenen Füßen lehnte er sich zurück. Anders ausgedrückt: Hätte ich mir die Badehose heruntergezogen, wäre mir BOOOINNGG einer rausgesprungen. Und die meisten dieser Zeitabnehmerinnen hatten uns, mit Stift und Stoppuhr in der Hand, sowieso schon im Auge.

„Was soll ich denn jetzt tun?" sagte ich, selbst ganz erheitert von meinem Problem. Er antwortete mit einem Lachen, und ich kniff ihn in den Arm. Er lachte noch lauter, und da mußte auch ich lachen.

Ich stand da, starrte die Wand an, und während ich krampfhaft daran dachte, wie Bruder Laughlin die ganze Tafel mit Geometrie vollmalte, tat ich, als rückte ich das Hogan-Banner zurecht. Der goldene Längsstreifen links auf meiner Badehose war inzwischen am Pulsieren und stand unter dem Zerreißtest seines Lebens. „Was zum Kuckuck soll ich denn jetzt tun? Ich muß direkt an diesen Mädchen vorbei."

„Tauch' ins Becken", meinte Al. Und das war wirklich das Ei des Columbus. Als ich wieder auftauchte, stemmte ich mich hoch, schlenderte an diesen Mädchen vorbei, indem ich mir die Badehose aufs Hinterteil klatschen ließ, und sagte Hei. Ein paar von ihnen lächelten, kicherten oder sagten auch Hei. Nur eine murmelte sowas wie „Rotznase". Ehe ich die Garderobe betrat, warf ich noch einen kurzen Blick auf Al, der strahlte wie ein Blitzwürfel. In Windeseile füllte sich der Raum mit dem Lärm von Verwandten, Bekannten, Studenten und so weiter, und da stand Al, mutterseelenallein im Gewimmel.

*****

„Schiedrichter und Zeitabnehmer, Aaach-tung. Schwimmer an die Startplätze!“

Die 100m-Brust waren meine starke Seite — eine todsichere Sache. Ich stand auf dem Block von Bahn vier. Al hielt den Kopf, mit dem Ellbogen auf dem Knie, in seine Hand gestützt und sah mir voll Stolz und Freude zu. Er zwinkerte. Der Kathy auf Bahn fünf kicherte. Ich weiß nicht, ob er das Blinzeln mitkriegte oder nicht, aber den ganzen Abend zwinkerte mir Al zu, so oft ich zu ihm hinschaute. Und das war ziemlich oft.

Weil der Iona-Kleckser auf Bahn drei einen Fehlstart machte, mußten wir von vorn anfangen. Al winkte bzw. machte jemandem Zeichen, der auf der anderen Beckenseite saß, und obwohl mich das, als der Schuß fiel, etwas aus dem Konzept brachte, sprang ich doch tadellos. Ich pumpte und keuchte und schwamm und schwamm, und es war gar kein Problem, an der rutschigen Wand zu wenden. Als es in die fünfte Runde ging, hatte ich schon einen ordentlichen Vorsprung. Aber da sah ich mich um — eine der Todsünden beim Schwimmwettkampf. Sich umsehen. In der Regel heißt das, nach rechts oder links gucken, um zu schauen, wo die anderen Schwimmer sind, und da einen dieser Sekundenbruchteil den Sieg kosten kann, ist es etwas, das *man nicht tut*. Ich aber sah mich nicht nur um, ich sah nach oben rechts zu den Zuschauerbänken, sah hin zu Al, und Al war nicht da. Infolgedessen fiel ich zurück, und als ich für einen Sekundenbruchteil nach links schaute, sah ich Al auf der Mount-Bank neben einen Typen gequetscht, der zur Begrüßung die Hand ausstreckte. Ich mußte inzwischen schon gute drei Sekunden und somit meine Führung verschenkt haben. Mr. Bieniwicz rannte am Beckenrand entlang und schrie mir zu, aber ich, mitten im Pool, war stinksauer und total verwirrt. Mit der Kraft, die man bei einem Wutanfall auf einen Sandsack verwendet, versuchte ich, die verlorene Zeit wieder aufzuholen. Ich bäumte mich auf, reckte mich, streckte mich und glitt, da ich diese gottverdammten Kachelwände ganz vergessen hatte, beim Wenden ab. Zuguterletzt streifte mich ein Typ auf Bahn fünf, den ich im ersten Moment für einen Mountie hielt. Als ich mich schließlich aus dem Wasser hievte, konnte ich keinem in die Augen sehen, und mir fiel ein, daß ja ein Kathie und kein Mountie auf Bahn fünf schwamm — dort stand er, funkelte mich aus seiner orange-gelben Badehose an und ließ über dem Umstand, daß er als *dritter* angekommen war, seine Beinmuskeln spielen. Erster wurde ein Mountie. Ich war *fünfter.*

Mr. Bieniwicz kam angerannt und drängte mich beiseite. „Auf was zum Teufel hast du da geglotzt?“ sagte er mit einem Zischen, das eher vom Schock als von der Wut her kam. Wir lockten die übrige Hogan-Mannschaft als Zuschauer heran.

Ich starrte versonnen auf meine Füße. Dann sah ich ihn an. „Auf nichts“, entgegnete ich.

Sein Flüstern klang ganz verdattert. „Ich verstehe dich nicht.“

„Ich weiß, ich hätte nicht gucken sollen, tut mir leid, ich hätte nicht gucken sollen.“ Ich riß mich von ihm los, schob zwei Mannschaftskameraden beiseite und sah über das Becken zu Al, — der hinter der Mount-Mannschaft stand — und mich, mit seinen Händen in den Hintertaschen, verwirrt anstarrte.

Aber wer macht sich da an mich ran, daß er mir die Sicht versperrt? Kein anderer als der Kathy, der mich gestreift hat. „Hallo, Schwuli“, sagt er und kichert hell.

„*Was*?“ frage ich.

Er: „Wie man so hört, machst du dir ja nichts aus Mädchen, lutschst unter der Dusche jedem den Schwanz und — UUUMPF —“ Er klappt über meiner Faust zusammen, die ihm in den Magen gesaust ist. Bei einem Schwuli hatte er damit wohl nicht gerechnet. Aber er packte mich, und ich, genau wie er mich, halte ihn von hinten, und er kreischt „Tunte, Homo, schwule Sau“ und all sowas — es kommt zu einer Explosion in dem großen Wettschreien Hogan gegen Farrell, und sämtliche Trainer reißen die beiden Mannschaften auseinander, um die Meute möglichst zu beschwichtigen. Evan und Kevin drängten mich gegen eine Wand, sagten „Schon gut, schön brav, immer mit der Ruhe“ und lauter so Zeug und halten mich am Bizeps.

Mr. Bieniwicz kommt hergerannt. „Der ist schon okay“, sagte Kevin, und ich sah auf seinen abgebrochenen Zahn.

Ich wurde nicht disqualifiziert oder so. Dafür setzte ich meine Kopf-durch-die-Wand-Energie in anderen Disziplinen ein, und wir gewannen das 100m-Gemischt und noch was — was, weiß ich nicht mehr. Der Sieg beim 100m-Brust war mir mehr wert, als ich gedacht hatte, und hätte ich nicht geschaut, wäre ich auch Sieger geworden. *Nachher* hätte ich dann sehen können, daß Al nicht auf der Hogan-Seite war, daß er mit irgendeinem beknackten Ex-Klassenkameraden Erinnerungen austauschte oder sonst einen Scheiß machte. Das wäre zwar alles immer noch aufs selbe rausgelaufen, aber wenigstens hätte ich die 100m-Brust gewonnen.

Das Farrell-Team wurde vorsichtshalber so lange im Beckenbereich festgehalten, bis wir mit Umziehen fertig waren. Ich tat es in zittriger Benommenheit, und ohne mich zu duschen. Ich wollte nur raus aus diesem Saftladen. Die ganze Mannschaft sah mich so komisch an, und allmählich wurde ich verlegen. Man muß nachdenken, um verlegen zu werden, — nachdenken, was die anderen wohl über einen denken und sagen, — und damals war ich noch in diesem unausgegorenen, ich-bezogenen Stadium. Vielleicht war Sue ja ähnlich zumute, als Lorraine und ich sie nach Tommys Fete zu Hause abgesetzt hatten und sie die Tür zuknallte. Ich weiß es nicht.

Mr. Bieniwicz kam in größter Eile herbei, zog mich in eine Garderobenecke und sagte: „Bevor du gehst, kommst du noch mal zu mir, okay?“ Ich tat nichts dergleichen. Als ich die Treppe hinaufging, überholten mich Evan und Kevin. Sie hatten nur ihre Handtücher um die Hüften, und ihre Haare waren naß und zerzaust. Weil mein Kopf genau in Höhe ihrer Brust war, konnte ich sehen, daß die beiden zwei ganz steife Brustwärzchen hatten.

Ich sagte: „Hört mal, es tut mir echt leid, daß ich alles vermasselt hab' —“

„Können wir dich mitnehmen?“ fragte Kevin.

Ich zögerte. „Ja.“

„Und diesen Typen auch?“fragte Evan.

Bei den beiden ging es nicht so ganz mit rechten Dingen zu, dafür leg' ich meine Hand ins Feuer. Ich war schon drauf und dran zu sagen „Welchen Typen?“, da merkte ich, daß ich ihnen gegenüber nicht lügen konnte oder wollte. Ich sah von einem zum anderen, und sie verzogen oder verschoben so ihren Überbiß. „Gerade haben eure Haarsträhnen völlig einheitlich geweht“, sagte ich.

Sie grinsten sich an, als tauschten sie einen unausgesprochenen Gedanken aus — vielmehr etwas, das sie schon besprochen zu haben schienen.

Ich sagte: „Hm, dann seh' ich euch zwei ja nächste Woche, nicht?“ Bei den Examensprüfungen.

„Okay“, meinten sie, und ohne mich noch einmal umzusehen, ließ ich sie stehen und setzte meinen Weg über die Treppe fort.

Draußen wartete Al auf mich. Er kaute leicht vornübergebeugt einen Kaugummi und hatte die Daumen in seine Gürtelschlaufen gehakt. Als unsere Blicke sich verknüpften, stutzte ich. Er zögerte eine Sekunde, bevor er auf mich zutrat. „Was ist los?“

Mit nach unten gerichtetem Blick und langsamen Schritten wandte ich mich von ihm ab und in Richtung Parkplatz.

„Hey, warte doch!“ rief er und trottete an meine Seite, um mich am Arm festzuhalten. „*Was ist los?*“ Ich befreite mich. „Nichts“, entgegnete ich, ohne anzuhalten. Da packte er mich wieder und sagte: „Jetzt bleib' endlich stehen, Bill.“

Ich versuchte, mich loszureißen, aber sein Griff war zu stark. Dann packte er mich auch am anderen Arm. Ich sah ihm ins Gesicht und versuchte, ihn abzuschütteln. „Laß' mich gehen!“

„*Hör' auf*“, sagte er und stieß mich gegen seinen Wagen. Ich schob ihn zurück. „*Schubs' mich nicht rum, du verdammte Arschgeige!*“ Und schon türmte ich über ein dunkles Baseballfeld, das an den Parkplatz grenzte, — nicht so schnell allerdings, wie ich gekonnt hätte, denn er holte mich ein und nagelte mich mit den Schultern an einen sehr hohen Ahornbaum auf der andern Seite des linken Spielraums.

„Was zum Teufel ist mit dir los?“ fragte er, indem er mich fest im Griff hielt. Seine Stirn, an mein Gesicht gepreßt, war feucht von nassen, schwarzen Locken.

„Na los, lauf' doch deinem beknackten Mount-Kumpel nach“, schrie ich.

Er wandte den Kopf eine Sekunde ab, um seinen Kaugummi mit aller Kraft in die Luft zu spucken, als hätte er eine Stinkwut auf ihn. Das Klümpchen durchbohrte die Nebelkuppel des Baumes. Wieder mir zugewandt, ließ er seine Pupillen im Dunkel hin und her schießen und erst in mein eines, dann in mein anderes Auge dringen. Blaugefiltertes gelbes Licht vom Parkplatz fing sich in den zwei glitzernden Schweißperlen, die ihm unterschiedlich schnell von seinen Koteletten rollten.

„Ich dachte, du wärst meinetwegen zu diesem Dings-da gekommen", sagte ich. „Um mich zu sehen."

„Bin ich ja auch."

„Warum hast du dich dann zu den Mounts drüben abgesetzt?"

„Der Typ war auf der High School mit mir in einer Mannschaft, und er hat mich von drüben hergerufen. Sein Bruder ist auf —"

„Na *und*?"

„Du machst einen Riesenwind um nichts."

„Mach' ich *nicht*. Ich hab' verloren. Nur wegen *dir* —"

„Nein, nicht wegen mir." Er ließ meine Schultern los. „Du hättest eben nicht hinschauen sollen."

„Du hast mir ja nicht mal zugesehen."

„Hab' ich *doch*."

„Das war meine ganz große Disziplin, und du machst du drüben mit jemandem deinen Scheiß —"

„*Er* hat die ganze Zeit auf mich losgeredet. Ich hab' dir zugesehen."

„Nein, hast du nicht!" sagte ich, obwohl ich ihm inzwischen glaubte, und sah auf die Baumwurzeln hinunter. „Ach, Scheiße!" Und ich trat gegen eine Wurzel. Ich merkte, wie schrill ich geklungen haben mußte. Auf meine Füße gerichtet, fragte ich: „Also, was hast du ihm gesagt? Wer, hast du gesagt, daß ich wäre?"

„Ich hab' gesagt, du wärst mein Cousin."

Ich riß die Augen auf, weil mir das Wasser hineinschoß, sah seitwärts nach oben und zwinkerte, damit mir die Tränen nicht noch die Wangen hinabliefen. Mein Mund allerdings fing an zu zittern, und ich fühlte, wie mir etwas Nasses aus dem Auge rollte, auf der Wange zögerte und mir dann das Gesicht hinabrann. Meine Brust atmete schwer, und ich zwinkerte, um bloß wieder aufzuhören, aber vergeblich. Ohne die Füße zu bewegen, ließ ich mich am Baum hinuntergleiten und landete mit dem Arsch auf meinen eingezogenen Beinen. Dabei hielt ich mir eine Hand über die Augen. Al trat einen Schritt auf mich zu. „Oh, Billy“, sagte er zärtlich, ohne mich aber zärtlich zu berühren. Außer gelegentlichem Kindergeplärr oder dem Knallen einer Autotür war alles ringsum totenstill. Ich versuchte zu sprechen, brachte aber nichts heraus als: „W...wa...was —“ Bis ich endlich sagen konnte: „Warum ha-hast du nicht wenigstens gewartet und es ihm nachher gesagt, — wenn du sch-schon lügen mußtest?“ Unter meiner Hand hervor sah ich zu, wie sein Fuß bedächtig Ahornknospen in den Staub trat.

„Ich weiß nicht...ich dachte eben, von dort drüben könnte ich dich genauso sehen. Woher hätte ich denn wissen sollen, daß du dich mittendrin nach mir umguckst?“ Der Parkplatz war jetzt totenstill. Das einzige Geräusch kam von den Grillen im Baum. „Billy?“ flüsterte er, und sein Fuß zertrat immer noch Ahornknospen.

„Was?“

„Tut mir leid.“

„Ja, schon gut.“

„Echt.“ Er hob mein Kinn an. Ich stieß seine Hand fort und schneuzte mich.

„Bitte schubs' mich nicht weg...Ja?“

Ich zupfte an der Rinde einer Wurzel herum. Er hob wieder mein Kinn hoch und wischte mir mit einem Daumen die Wange ab. „Ich wußte doch nicht, daß es dir soviel bedeutet, — wenn ich da bin. Ich — ich wäre ja auch mucksmäuschenstill stehengeblieben, selbst wenn die Halle gebebt hätte. Ehrlich.“

Er sah sich um und strich mir dann langsam durch die Haare.

„Du hast dir bei der Rauferei doch nicht wehgetan, oder?“

„Das bißchen!“

„Hast du dem vielleicht eine Harke verpaßt!“ Von einem Bein aufs andere hüpfend, begann er — erst so zum Schein und dann echt — mit mir zu boxen. „Los, komm' doch, Macker!“

„Hör' auf“, sagte ich in mein Taschentuch. „Ich möchte bloß wissen, woher dieses Arschloch seine Informationen hat.“

„Was?“ fragte er, indem er vor mir in die Hocke ging und auf seinem Hinterquartier federte.

„Nichts.“

Wie zuvor sah er sich um, ob auch niemand uns zuschaute, bückte sich dann zärtlich zu mir und streckte die Arme aus, um sich mit seinen Handflächen am Baumstamm abzustützen. Dabei schloß er die Augen und befeuchtete sich die Lippen, aber nicht mit seiner Zunge, sondern indem er sie so quasi überlappte. Dann strich er damit langsam und sachte überall auf meinem Mund hin und her, und ich tat dasselbe. Mit anderen Worten: Es gab kaum einen richtigen Kontakt, aber in meinem Kopf zuckte es mit Hochspannung auf und ab. Langsam zog er mich nach unten. Ich schlug die Augen auf, und ob Du's glaubst oder nicht, ich sah die Sterne über mir. Mein Kopf war etwa dreißig Zentimeter von dem Baum entfernt, und durch die Sterne dort oben grinste und federte Al. Ich wisperte heiser: „Wollen wir nicht gehen?“

„Okay“, und er sprang auf.

Als wir zum Wagen zurückgingen, hätte ich mir gewünscht, wir würden einander umarmen und uns unsere Hände gegenseitig unter den Brustkorb schieben, aber für diese Idee wäre er sicher kaum zu haben.

Sein Auto stand als einziges noch auf dem Parkplatz, als wie aus dem Nichts ein schwarzer Corvair-Cabrio auftauchte und vorbeipreschte. Der Fahrer kicherte lang und sehr hell, und die Beifahrerin mit ihrem langen, im Wind peitschenden Haar drehte den Kopf von uns ab. Ich stutzte und starrte dem Corvair nach, wie er um eine Straßenecke kurvte.

„Das waren Sue und dieser bescheuerte Kathy“, sagte ich.

„Wer ist Sue?“ fragte Al, während er den Wagen aufschloß.

„Och, so ein Mädchen, mit dem ich ein paarmal aus war.“

Er stieg ein, griff hinüber und machte mir die Tür auf. Dann zog er aus dem Handschuhfach einen kleinen Lederbeutel, in dem er seine Joints aufbewahrte und sagte: „Na, ich glaube nicht, daß sie was von uns mitgekriegt haben.“

Ich sah ihn an. „Ob sie nun von uns was mitgekriegt haben oder nicht, das juckt mich nicht die Bohne.“

Er hielt den Joint unangezündet zwischen Daumen und Mittelfinger, und während er die Enden sorgfältig aufknickte, sagte er vor sich hin: „So kommen Gerüchte in die Welt, weißt du."

Ich überhörte diese Bemerkung. „Ich hab' nicht mal dran gedacht, in den Zuschauerreihen nach ihr zu suchen." Er steckte den Joint an. „Sie geht aufs Kathy's, verstehst du?"

„Hm." Er schüttelte sein Streichholz aus. „Hast du nicht gesagt, du hättest gar keine Freundin?"

„Sie ist nicht meine Freundin. Wir sind zweimal mit einem anderen Pärchen ins Kino gegangen." Er reichte mir den Joint. „Sie ist die dümmste Kuh, die ich je gesehen hab'. Sogar noch dümmer, als ich dachte, wenn sie mit diesem Kotzbrocken geht."

Er deutete mit dem Daumen auf das Tor, durch das der Corvair hinausgefahren war. „Ach, war das — ", fragte er.

„Ja. Wahrscheinlich bin ich ganz schön naiv."

Er kniff mich in den Schenkel, und ich hielt seine Hand darauf fest. Dann fuhren wir los.

Als wir vor seinem Haus ankamen, waren wir beide ziemlich nervös. Wir hatten im Auto nicht sehr viel gesprochen. Das Haus war totenstill. Al küßte mich auf den Mund, sagte, er wäre gleich wieder da, und ging noch einmal vorn zur Treppe hinaus. Es war ein Zweifamilienhaus. Als Familie wohnte im ersten Stock, seine Großeltern — mütterlicherseits — im Parterre. Ich zog meine Windjacke aus und setzte mich im Wohnzimmer auf einen Stuhl. Das Haus roch gut — ein süßer Geruch, ein bißchen wie Würstchen. Da die Möbel keinerlei Plastikbezüge hatten, waren sie schon ganz schön verschlissen, und die Bude hätte recht gut einen Anstrich vertragen können — es gab jede Menge Abdrücke von Kinderfingern auf den Türbögen, wo man sich festhält, wenn man darf. Ich fragte mich, was zum Teufel Al bloß trieb. Alle möglichen Babyfotos und Bilder von der Kommunion, der Firmung, der Schulentlassung — und ein Hochzeitsfoto, vermutlich von seiner Schwester — standen herum. Dazu vier vergoldete Babyschuhe auf dem Fernseher. Ich stand auf, ging hinüber, betrachtete sie und fragte mich, welcher davon wohl Al gehörte.

Binnen einer Minute war er mit einer verstaubten Flasche Rotwein zurück, die kein Etikett hatte. Er hielt sie hoch. „Die stammt aus Großvaters Weinkeller. Machst du dir was aus Wein?"

„Ja, schon", sagte ich. Eigentlich bin ich nicht sehr verrückt danach.

Er ging in die Küche, und als er mit zwei Gläsern und einem Korkenzieher wieder zurückkam, setzte er sich auf den Boden, zog sich Turnschuhe und Socken aus und öffnete die Flasche. Ich hätte gern an seinen Füßen gerochen. Für Füße habe ich echt viel übrig, — falls sie wirklich attraktiv sind, wie die von Al: lang, schmal und mit ein paar schwarzen Haaren auf dem Fußrücken, der bei ihm hoch und knochig ist, und auf den Knöcheln wachsen ihm auch Löckchen. Ich stellte mir seine behaarten Beine vor. Wie beim Kreis setzte ich mich auf Indianerart gegenüber von ihm hin.

Wir sahen uns einfach so quasi lächelnd an und tranken Wein — eine starke, unverschnittene Sorte. Das Rot der beiden Gläser war bei dem ausgeschalteten Licht im Wohnzimmer die einzig sichtbare Farbe; alles andere schimmerte im Blau der Nacht vor den Fenstern.

Ich zog meine Turnschuhe und Socken ebenfalls aus und schmiß sie zu denen von Al. Mir gefiel dieser Anblick, wie beide Paare so ineinandergewurstelt zusammenlagen. Wir berührten uns mit den nackten Füßen. Dann zog er sich sein Polohemd über den Kopf und sagte: „Warum ziehst du nicht auch dein Hemd aus, Hübscher?"

Als ich es aufknöpfte, schüttelte er den Kopf und fuhr sich mit den Fingern durch die schwarzen Locken. Dabei trat ihm an jedem Arm eine Vene vor, die von den Schultern abwärts über den Bizeps lief. Von unter seinem Nabel zog sich ein dünner Streifen schwarze Härchen bis zu seiner Brust hinauf, wo sich die Flaumspur quasi ausdehnte und verlor. Ich ließ meine Hände mit ausgestreckten Fingern über seine Arme gleiten. Dann fuhr er herum, ging in die Hocke, richtete sich langsam auf und zog mich an den Händen, damit auch ich aufstünde. Eine Ewigkeit standen wir uns ohne Hemd, aber mit Hose, gegenseitig auf den bloßen Füßen und strichen uns ganz sachte und gemächtlich über die Brust und die Arme. Ich glitt mit meinen Fingern die dünne Spur Haare entlang, die ihm über Brust und Bauch lief. Auch unter jedem Brustwärzchen gab es ein paar Haare.

„Dein Körper gefällt mir total", sagte ich.

Und er: „Deiner gefällt mir auch." Ich hab' ja keine Haare am Körper.

Er schlang mir seine Hände um die Taille und drückte zu. Seine Fingerspitzen trafen sich fast. Dann streichelte er mir rechts und links über den Obliquus, und ich fuhr ihm über die hervortretenden Venen auf seinen Unterarmen. Er legte mir seine Hand auf die Schulter, und immer noch auf meinen Füßen stehend küßte er mich auf den Mund, bis wir wie aneinandergeklebt kopfüber zu Boden fielen. Ich, auf ihm drauf, preßte mich durch die Hose mit meiner Schwanzwurzel an ihn, und wir rollten, rempelten und drückten uns wie beim Ringkampf, ja, richtig, wie wenn wir raufen würden, bis wir uns beruhigten und uns mit dem Knie im Schritt des anderen so quasi den harten Strang massierten, der von der Schwanzwurzel zum Arsch geht, und lauter so tolle Sachen. Unsre Augen, nur Zentimeter voneinander entfernt, versenkten sich in das Augenpaar gegenüber — er schaute, und ich schaute, und wir küßten und küßten uns mit offenem Mund, und alles kam so ganz wie von selbst.

Dann machten wir eine Verschnaufpause, tranken nochmal Wein, und ich sagte: „Al?"

„Hm?" machte er bloß, während er den Wein ein Stückchen vor seinem Mund gekippt hielt.

„Hast du das schon je vorher getan?"

„Du meinst — das?"

„Ja."

„Noch nie so richtig."

„Was soll das heißen."

„Naja, da war mal so ein Jungchen unten im Block — inzwischen ist er weiter nach Norden gezogen — mit dem hab' ich mir öfters einen geblasen, aber — ", er zuckte die Achseln und nahm noch ein Schlückchen, „das war nicht so wie bei uns."

„Was meinst du da —"

„Ich meine, ich hab' mir wohl nicht wirklich was aus ihm gemacht." Er legte mir seine Hand in den Nacken und fing an zu massieren. „Warum willst du ausgerechnet jetzt über das alles reden?"

„Och, ich weiß nicht, es ist nur — ich weiß eben nicht, wie erfahren du bist und, z.B. — "

Er lachte. „Glaubst du vielleicht, ich würde dich zu irgendetwas zwingen? Wo denkst du denn hin!“

„Nein, das glaub' ich nicht — “

„Komm' her.“

Die Beinkleider fielen, aus den Hosen wurden Unterhosen, und wir tasteten uns durch die weiße Baumwolle. Seine waren von BVD, also etwas anders als meine *Fruit of the Looms*. Dann fielen auch die. Er ging auf die Knie und an mich ran und wurde richtig wild, direkt fachmännisch, aber ich zog mich heraus, obwohl es sich *toll* anfühlte, sonst wär's mir auf der Stelle rausgezischt.

Ich fragte mich, wie er das nur fertigbrachte, ohne zu würgen, denn ich hätte es gern auch bei ihm getan, nur wollte ich es richtig machen. Er saß gegen die Couch gelehnt, und sein Schwanz doppte mir mit ein bißchen Kleber am Schlitz ins Gesicht. Ich schluckte gerade nur seine Eichel. Sie schmeckte toll, sie fühlte sich ganz toll in meinem Mund an, und untendran roch es auch ganz toll, aber da sagte er „Paß auf mit deinen Zähnen“, und ich mußte es von neuem versuchen.

Er hob meinen Kopf hoch. „So“, sagte er und machte es mir vor: den Mund weit aufgerissen und die Lippen so quasi über die Zahnreihen gestülpt. Ich versuchte es, und es klappte auch einigermaßen, aber als ich tiefergehen wollte, mußte ich würgen. „Schon gut“, sagte er, „das lernst du schon noch, es ist nur eine Frage der Muskelbeherrschung.“

Wir machten die berühmte 69, auf die ich mich schon so gefreut hatte, aber einzeln gefiel es mir doch besser.

Einerlei. Ich möchte hier nicht ins Detail gehen, aber ich konnte das, was passierte, den *Geschmack* und den *Geruch*, gar nicht fassen, ich kann es gar nicht so recht beschreiben, und danach lagen wir Gesicht an Gesicht auf dem Rücken und wurden eins — die Beine verschwitzt und ausgestreckt, die Arme verschlungen, alle Muskeln gereizt, die klebrigen Schwänze schweißgebadet und aneinandergepreßt.

Kurz, bevor ich kam, fühlte ich so etwas, als würde tief in mir alles Leben eine Ewigkeit lang aussetzen. Die Körper mit Armen und Beinen wie in einem Schraubstock verklammert, die Münder zusammengekniffen, bemüht, ineinander einzudringen, und die Zungenwurzel wund vom dauernden Strecken in die andere Kehle, so gurgelten wir ineinander, während wir kamen und kamen.

Hinterher war es gut und schlecht zugleich. Schlecht, weil mir unwillkürlich einfiel, wie ich mich beim Schwimmen umgeschaut und Al beim Mount-Team gesehen hatte. Keine fünf Zentimeter vor meiner Nase flüsterte er: „Was ist denn?"

„Nichts", erwiderte ich. Während wir so quasi matschig aneinandergesaugt dalagen und uns Schultern, Rücken und alles massierten, versuchte ich, an gar nichts zu denken. Er fing an, so irgendwie in meinem Ohr rumzuschmatzen, und steckte seine Zunge hinein — etwas, das mir überhaupt nicht gefiel — und beide begannen wir, uns an den Lippen zu saugen, bis wir eindösten. Verschreckt fuhren wir gleichzeitig wieder aus dem Schlaf, legten dann von neuem los und trieben es eine Ewigkeit, um danach noch einmal einzuschlafen, und — naja, so ging das stundenlang. Eigentlich die ganze Nacht. Am nächsten Tag waren meine Lippen ganz aufgeschwollen, als hätte mir jemand direkt eins in die Schnauze gehauen.

Als ich die Augen aufschlug, sah ich ein Fenster vor mir, und ohne daß ich mich erinnern konnte, wie ich dorthin gelangt war, lagen wir beide in seinem Zimmer auf dem Bett. Unsere Haltung ähnelte der von Baseballhandschuhen, so eng wie wir ineinandergeknüllt waren. Um die Ecken und die untere Kante der Jalousie herum versuchte sich das erste Morgenlicht einzuschleichen, und aus den Formen auf den Vorhängen wurden Hunde und Jäger, wobei allerdings die Hunde viel größer waren als die Jäger, wie wenn die Jäger in der Ferne stünden und mit den Hunden nicht Schritt halten könnten, die keine Lust hatten, auf sie zu warten. Das Fenster war zu. Ein dicker Mief hing im Zimmer. Er roch gut.

Ich lag nach links gedreht, Als Unterschenkel schloß sich an meinen, sein rechter Arm war um mich geschlungen und hing mit gekrümmten Fingern schlapp vor meiner Nase. Ich betrachtete die breiten weißen Fingernägel und ließ meine Augen dann über den Schenkel wandern, der mich umklammert hielt — so wie man sich mit einem Kißchen zwischen den Beinen auf dem Teppich zusammenrollt, um Fernsehen zu schauen.

Ganz vorsichtig, um ihn nicht aufzuwecken, griff ich hinter ihn und befühlte seinen festen, glatten Rumpf. Dann strich ich mit spitzen Fingern über die Härchen auf seinem Schenkel. Er zog sein Knie an, daß sein Schenkel sich mir in die Magengrube schmiegte. Etwas oberhalb der Kniekehle schob ich ihm meine Hand unters Bein und hielt es fest. Als nächstes erinnere ich mich nur, wie ich im hereinströmenden Tageslicht, das um die Ecken der festverschlossenen Jalousie her eindrang, in der gleichen Stellung wieder aufwachte. Vögel, Autos und kleine Kinder waren von draußen zu hören. Mein Rücken schmerzte, und ich hatte leichtes Kopfweh. Als Mund stand offen; feucht und schwer, aber nicht direkt schnarchend, atmete er mir ins Genick. Ab und zu rülpste oder schniefte er oder sowas. Ich paßte ihm meinen Atem an, und während wir uns so hoben und senkten, gab die Matratze jedesmal nach, als wären wir ein ganz ordentliches Gewicht. Uns knurrte beiden der Magen — ich konnte nicht genau sagen, welcher wann, — aber wir hatten nichts zu essen, und ich wollte dableiben. Ich versuchte, wieder einzuschlafen, aber obwohl ich das nicht konnte, mochte ich Al nicht wachhaben, weil ich mir dachte, das hieße, aufstehen, sich anziehen und alles. Ich spürte, wie er mir unter den Arschbacken anschwoll, und legte mich andersrum, daß er mir direkt unter dem Strang entlang, der jetzt auch hart war, zwischen die Beine schlüpfen konnte, wo ich ihn mit meinen Schneidermuskeln — den Muskeln an der Innenseite des Schenkels — fest in die Zange nahm. Ich öffnete ihm die Faust, und indem ich meine Fingerballen parallel an seine legte, preßte und bog ich sie wie auf einem Spiegel. Meine Finger glitten hinunter und berührten die schorfige Hornhaut unter jedem seiner Finger. Sie schlossen sich um meine Hand, ich verschränkte meine Finger mit seinen, und er zog sich meine Hand an die Brust. Zwischen meinen Beinen stieß er jetzt an eins meiner Eier. Ich entspannte die Schenkel, schob mich mehr nach hinten, und seine Eichel bohrte sich durch. Sie hatte eine andere Farbe als meine — so wie halb durchgegart — etwas, das ich nachts übersehen hatte, die Farbe seiner Lippen.

Unsre Mägen rebellierten alle beide. Da gibt er mir urplötzlich so ein Küßchen aufs Genick, auf die Schultern und überall in dieser Gegend, und flüstert mit belegter Morgenstimme „Hei, Baby". Es kam mir zwar komisch vor, mich „Baby" nennen zu lassen, aber obwohl ich es nicht zurückgab, gefiel mir die Art, wie er es sagte. „Hei“, murmelte ich, steif aufgepflanzt und in Richtung Fenster zuckend. Er hob seinen Kopf und guckte. Dann legte er seine Faust um meine Wurzel und begann, sie darauf hin und her zu schieben. Es kam ein bißchen Kleber raus, den er mit dem Finger abwischte und aufleckte. Ich spielte schon mit dem Gedanken, das auch bei ihm zu tun, aber eigentlich hatte ich keine Lust. „Hast du Hunger?“ fragte ich. „Ja, und du?“ „Auch.“ „Ich mach' uns was zu frühstücken“, sagte er. Inzwischen war mir in dieser Stellung schon sehr ungemütlich. Ich drehte mich um, daß ich ihm ins Gesicht sah, und mit weiten, geränderten Augen, zerzausten Haaren und offenem Mund schaute er zu mir auf. Er hatte Mundgeruch. Naja, es war ja auch Morgen. Ich hatte ebenfalls Mundgeruch. Ich mußte mich setzen.

„Was ist?“ fragte er.

„Ich hab' Kopfweh.„“

Mein Schwanz fing an, ihm unter der Hand zusammenzuschrumpeln, und er beugte sich nach unten, um ganz langsam und tief daran zu lutschen. Da ging er wieder hoch und schwoll ihm in die Kehle. Al tat ganz langsam. Und sehr gut. Ja, es tat wirklich echt gut.

„Al“, sagte ich.

„Mmmgh?“

„Komm' her.“ Damit zog ich ihn behutsam an den Achselhöhlen. Sein nasses Gesicht sah zu mir auf.

„Komm'“, sagte ich noch einmal und knuffte ihn in die Brust. Er legte seinen Körper wieder ausgestreckt an meinen und drückte sich gegen mich. Jetzt roch sein Atem gut, und meiner war ihm egal.

Nach einem Weilchen standen wir auf, und er ging frühstückmachen. Ich pißte eine halbe Ewigkeit. „Du kannst meine Zahnbürste nehmen“, rief er aus der Küche, „die blaue.“ Was ich auch tat, obwohl ich meine eigene im Sportbeutel dabei hatte.

Dann schnüffelte ich erst mal ziemlich neugierig überall herum. Es gab ein Zimmer mit Yankee- und Giant-Wimpeln an der Wand, mit einem Etagenbett und voller schmutziger Kleider, das heißt, vielleicht waren sie auch sauber. Auf dem Rücken einer Junior-Baseballuniform, die über einem Stuhl hing, stand CARBONE'S BESTATTUNGSINSTITUT. Eine andere Tür, vermutlich die seiner Eltern, war abgeschlossen.

„Was treibst du denn da?" brüllte Al.

„Nichts", sagte ich.

In der Küche lagen auf einem runden, gelben Formicatisch Milchkartons, O-Saft und ein Laib Weißbrot. Und an den Kühlschrank war mit einem dieser gummiartigen Magnetdinger — Batman — eine Notiz geheftet: „Alfred, bitte den Brenner rechts vorn nicht einschalten."

„Wie willst du deine Eier denn haben?" fragte Al, während er mit nacktem Arsch einen Klumpen Margarine in eine Bratpfanne löffelte.

„Brätst du Speck?"

„Mh hm."

„Dann oben hart und mit Speck gemischt."

Sicher, es war schon schön und alles, wie er da das Frühstück machte, aber ich wußte nichts mit mir anzufangen. Ich wollte immer noch, daß wir uns anfaßten. Es war komisch, sich plötzlich so ganz normal zu verhalten.

Als er die Eier verrührte, vibrierte sein Arsch, und sowie er sein Gewicht verlagerte, um sich nach etwas zu strecken, stand ich auf, ging hinüber und faßte ihn um die Taille. Er drehte sich lächelnd um und gab mir einen Kuß. Halbnaß. Ich setzte mich wieder und verschloß Milch- und O-Saft-Tüten. Dann stand ich auf und ging an die Anrichte. „Wo sind denn die Gabeln und das?"

„Da drin." Er deutete mit dem Kinn darauf.

Ich legte alles auf den Tisch. In einem netzartigen Serviettenhalter aus weißem Plastik und mit roten Äpfeln auf jeder Seite steckten gelbe Papierservietten. Immer, wenn Al sein Gewicht verlagerte, hoben sich die mittleren Zehengelenke und auf dem ganzen Fußrücken traten die dünnen, schmalen Knochen hervor. Ich sah auf die Tischplatte. Es waren Krümel, krustige Ketchupflecke und ein paar andere Kleckse darauf, die ich nicht identifizieren konnte.

„Ist was?" fragte er.

„Nein", antwortete ich, weil ich wirklich nicht wußte, was war.

Das Krümelgefühl verstärkte sich, je mehr ich dagegen an

kämpfte. Als wir aßen, kam mir meine Nacktheit immer merkwürdiger vor.

„Hübscher Tag da draußen“, meinte er.

„Ja.“ Ich fragte mich, was wir — ich — den ganzen Tag über anfangen sollten. Bei jedem Bissen Ei, Speck und Toast, den ich kaute, sah ich auf meinen Teller oder seine Hände. Irgendwie konnte ich ihm nicht ins Gesicht schauen. Dann stand er auf, kam zu mir herüber, legte seine Hand unter meinen Arm und flüsterte: „Komm’ mit, Billy.“ Er holte einen Bademantel aus dem Zimmer seiner Brüder, wir gingen auf seines, und dort gab er mir seinen eigenen Bademantel und zog den seines Bruders über. Mein Bademantel roch nach ihm, und seiner nach Schokomilch. Er ließ sich grinsend aufs Bett fallen.

Ich fläzte mich auf ihn, zupfte ihm an den Härchen auf seiner Brust, er strich mir mit seinen Fingern die Haare aus der Stirn, und beide drangen wir grinsend mit unseren Blicken ineinander.

„Alles okay?“ Er schlang seine Beine um mich.

„Ich hatte so ein komisches Gefühl —“

„Fühlt sich das gut an?“

„Ja.“

„— Billy.“

„Alfred.“

Er piekste mich in die Seite.

„Ich hab’ diesen Zettel am Kühlschrank gesehen.“

„Meine Mutter nennt mich so“, sagte er.

„Al — fred!“ zwitscherte ich und imitierte eine Mutter, die ihr Kind ruft. Wir rollten andersherum, so daß ich auf dem Rücken und er obendrauf lag. Dabei sahen wir von einem Auge zum anderen. „Ich kann mein Gesicht sehen“, sagte ich.

„Ich meins auch.“

„Ganz verzerrt. Meine Nase ist riesengroß. Deine muß gigantisch sein.“ Er piekste mich wieder. Dann küßten wir uns eine Million Mal ganz vergessen auf die Lippen.

„ — Billy — “

„Ich werd’ jetzt Alfred zu dir sagen.“

„Das wirst du schön bleibenlassen.“

„ — Alfred — “

„ — Billy — “

„Al?“
„Ja?“
„Ich hab’ dich wirklich lieb.“
„Ja?“
„ — Mh hm — “
„*Wie* lieb?“
„Enorm.“
„ — Im Ernst? — “
„ — Ja — “. Er legte seinen Kopf auf meine Brust, und ich roch Als struwwelige Haare.
„Du riechst gut.“
„Du auch.“
„Du schmeckst gut.“
„Du schmeckst toll.“
Draußen fing ein Hund an zu bellen. „Oh, Scheiße“, sagte Al. „Ich hab’ ja ganz vergessen, den Hund zu füttern.“
„Den Hund deiner Großeltern?“
„Ja.“ Er sprang auf seine Knie und ging dann hinaus. „Ich bin gleich wieder da.“
Ich wanderte herum. Unsre Kleider und mein Sportbeutel waren kreuz und quer übers Wohnzimmer verteilt. Die leeren Weingläser auch. Ich sah aus dem Küchenfenser. Unten vor mir lag ein kleiner Hinterhof, eingezäunt von einer Absperrkette und umgeben von anderen kleinen Hinterhöfchen. Gegenüber, in der rechten Ecke, stand ein Feigenbaum. Zwischen dem Haus und dem Baum wuchsen an einem Spalier neben einem hufeisenförmigen Weg aus Ziegelplatten, der beim Feigenbaum nach links abbog, grüne und orangene Tomaten. Gras gab es keins. Der Rest waren Blumen. Große, lauter sehr hohe, schlanke, z.B. Sonnenblumen, an der Kette links, und überall sonst drei bis vier Fuß hohe kürzere in den unterschiedlichsten Farben. Ich weiß nicht, wie sie heißen. Und Bienen summten herum. Dazu ein grüner, zusammengerollter Gartenschlauch, eine Gießkanne aus Plastik und ein Strandkorb aus gelbem Gewebe, der links zu dem Plattenweg hin stand. Ich dachte schon, das wäre alles, da bemerkte ich direkt in der Mitte und fast untergetaucht ein Standbild von diesem Heiligen, der immer einen Vogel auf der Schulter und einen auf dem Finger hat. Dieser Hinterhof gefiel mir sehr. Ich wollte raus. Ich ging duschen.

Ich fühlte mich wohl. Als ich mittendrin war, stieg Al zu mir in die Wanne, und wir seiften uns ab und wuschen uns recht kräftig die Haare, aber langsam wurde das alles — ich weiß nicht, wie. Irgendwie wollte ich für mich sein.

Wir zogen uns an. „Wonach wär' dir denn jetzt zumute?" fragte Al.

„Du, ich würd' vielleicht besser nach Hause", sagte ich. Er sah enttäuscht aus. „Ich hab' jede Menge am Hals. Diese Woche geht's ins Examen und alles."

„Ja, bei mir auch."

„Ich hab' nicht viel gebüffelt."

„Denkst du, ich?!"

Ich hob meinen Sportbeutel vom Boden auf. „Du fährst mich doch heim, oder?"

Er trat auf mich zu, und während er seine beiden Hände über meine gleiten ließ, sagte er: „Warum fahren wir nicht raus an den Jones Beach oder so?"

„Du, ich muß pauken. Ich würde ja gern — mit dir an den Strand. Aber können wir nicht, wenn die Schule vorbei ist?"

Er lächelte. „Ja." Dann legte er seinen Arm um mich, drückte mich, und mit einem Seitenblick auf die Tür tat ich es ihm nach. „Das wird spitze", sagte er.

„Ja."

„Ist das deine Ma?"

Auf ein Plastikkissen gekniet, pflanzte sie an der Einfassung unserer Zufahrt Büschel von Ringelblumen ein. Ich machte „Hmmh" und griff nach der Türklinke. Sie stutzte und sah auf. Ich öffnete die Tür.

„Wir hören wieder voneinander", sagte er und kniff mich in den Schenkel.

„Okay, tschau." Ich stieg aus, schloß, ohne zurückzuschauen, die Tür und ging auf das Haus zu. Als ich an der Treppe war, merkte ich, daß sich der Wagen nicht bewegt hatte. Ich drehte mich um. Meine Mutter musterte uns durch ihre Sonnenbrille, und Al sah mich mit ganz saurem Gesicht an — er äffte mich nach. Dann grüßte er steif, daß seine Zähne blitzten, stieß zurück und brauste davon. Als ich die Treppe hinauflief, sagte meine Mutter „Billy-Schatz", und um die Ecke hörte ich meinen Vater rasenmähen.

Als ich die Tür hinter mir schloß, fühlte ich in meinem Innern noch immer Al vom Kopf bis zu den Füßen, und meine Brust bumperte oder hüpfte so stoßweise. Durch die Vordertür und hinten zum Küchenfenster drang der Lärm des Rasenmähers herein. Einmal flatterte der Vorhang. Ich fühlte, wie mein Blut durch mich schoß. Dann ging ich auf mein Zimmer, und während meine Augen sich an das Licht im Haus gewöhnten, sah ich mir alles ringsum an. Der Wecker war stehengeblieben. Meine Kunststofftiere, die Hunde und die Raubkatzen, standen da und starrten mich, sich oder die Wände gegenüber an, als wäre nichts gewesen. Ohne daran zu denken, daß von dem Wettkampf gestern abend ja meine ganzen nassen Sachen noch drin waren, stellte ich meinen Sportbeutel aufs Bett. Ich roch anders, nach fremden Seifen-, Shampoo- und Zahnpastamarken. Meine Kleider waren ganz zerknittert, plattgetatscht und gammelig, und ich dachte schon daran, mich umzuziehen, was ich dann aber sein ließ, denn jedesmal, wenn ich den Arm hob oder den Kopf drehte, bekam ich plötzlich eine Nase voll Als Geruch — bzw. dem Geruch von Al und mir — ab. Ich versuchte, diese Bewegungen zu wiederholen, aber manchmal klappte es und manchmal wieder nicht. Mein McCarthy auf seinem Poster sah dämlich aus, als hätte der Fotograf ihm den Kopf zurechtgerückt, wie es ein Fisör vor dem Rasieren tut. Draußen hörte ich meine Eltern streiten: irgendwas wegen der Ringelblumen. Dann noch eine Nase voll Al, und ich wurde traurig; ich fragte mich, warum zum Teufel ich weg und allein sein wollte. Wahrscheinlich war er jetzt noch auf dem Nachhauseweg. Um fürs Examen zu pauken wie ich. Mit einem Stoß Bücher rannte ich wieder nach draußen und setzte mich auf der Treppe in die Sonne. „Hei."

„Hei, Schatz", sagte meine Mutter mit jovialer Stimme, während sie die Ringelblumen reihenweise — eine nach der andern — aus der Erde zog, als würden sie sie nerven. Sie hatte schon im April Ringelblumen gesät, die aber nicht aufgingen, weil sie sie, laut meinem Vater, büschelweise gesät hatte.

„War das der Junge, bei dem du heute übernachtet hast, Billy?" fragte sie mich, während sie weiter Ringelblumen herausriß.

„Ja. Warum reißt du sie wieder raus?“

„Dein *Vater* meint, ich hätte sie zu dicht aufeinander gepflanzt.“

„Das *hast* du auch.“ Die Stimme meines Vaters. „Sie vermehren sich.“ Er kauerte mit krummem Buckel über dem verklemmten Relikt von einem Rasenmäher.

„Fährt er Auto?“ fragte meine Mutter, ohne Vater irgendwie zu beachten.

Ich klappte auf gut Glück mein Geschichtsbuch auf. „Ja.“

„Ist das nicht auch der Junge, der dich immer zur Wahlpropaganda abholt?“

„Mh hm.“

„Wie heißt er noch — Al?“

Ich blätterte mich durch die künstlerischen Visionen einiger altertümlicher Tempel und Paläste.

„Billy, wie heißt er? Al?“

„Mh hm.“

„Wie ist es denn gelaufen — hast du...? Was ist denn mit deiner Lippe passiert?“

„Nichts.“

Sie rückte sich ihre Sonnenbrille auf den Kopf. „Habt ihr das Wettschwimmen gewonnen?“

„Ja.“ Kleine Männchen in Togas deuteten mit wildem Gefuchtel durch die Gegend. Über einem der Typen hatte ich eine Sprechblase eingezeichnet: „Hey, Plato! Zufällig irgendwo Sokrates gesehen?“ Sein Freund zeigte auf irgendein Tempeldach und sagte: „Isses nich' der da oben?“ Und da war er, Sokrates, von mir eigenhändig gezeichnet. Unter einem Ausrufezeichen balancierte er mit einem Bein auf dem Turm, und zwei Schweißperlen trieften ihm von der Stirn.

„Billy, Billy! Ich spreche mit dir.“

„Ich versuche gerade zu lernen.“

„Ich dachte, du würdest bei einem Jungen aus deiner Schule übernachten, einem Mannschaftskameraden?“

„Er ist zu dem Wettkampf gekommen, um seinen Cousin zu sehen —“

„Wer? Dieser Al?“

„Ja.“

Es wäre komisch gewesen, ihnen gegenüber seinen Namen auszusprechen. „Sein Cousin schwimmt in der Mount-Mannschaft.“

„Dieser Scheiß-Unkrautvertilger vertilgt aber auch gar nichts“, knurrte mein Vater, der gerade Löwenzahnklumpen aus den Scherblättern des Rasenmähers rupfte.

Meine Mutter fragte mich, zu ihm gewandt: „*Was*, Schatz?“

Ich sah zu ihr auf. „Er ist hingegangen, um seinen Cousin zu sehen. Der schwimmt in der Mount-Mannschaft, und wir haben alle gemeinsam übernachtet.“

„Hoffentlich hast du dich bei seiner Mutter auch bedankt?“

Ich zeichnete einem Typen, der sich gaffend in den Hängenden Gärten von Babylon umsah, einen Rasenmäher in die Hand und stellte mir dabei vor, wie Al jetzt in seinem Hinterhof zwischen all diesen hohen Blumen, den Tomaten und dem Feigenbaum in seinem Strandkorb saß, riesige Jurawälzer auf dem Schoß und vor sich den Plattenweg.

„Ich habe gefragt, ob du heute schon etwas gegessen hast!“

„*Ja, wir haben gefrühstückt.*“

„Was gab es denn?“ Sie steckte sich eine Zigarette an.

„Ma, ich versuche zu *lernen*. Fürs *Examen*, klar?“

„Sei bloß nicht so patzig.“

„Ich hab’ einfach nicht den Nerv, drinnen zu hocken, ja? Und du stellst da eine Million Fragen“. Ob Al wohl draußen das Telefon hörte, wenn es drinnen klingelte?

Nachdem meine Mutter mit ihren Ringelblumen glücklich zurande war, fegte sie den Dreck von der Zementeinfassung zurück ins Beet. Und nach glücklicher Säuberung des Rasenmähers wischte sich mein Vater jetzt mit einem Taschentusch den Nacken.

„Soll *ich* machen?“ fragte ich ihn.

„Klar — wenn du Lust hast. Oder ist dir mehr nach Klosettpumpestreichen?“

Meine Mutter, noch immer fegend, begann ihren Kopf zu schütteln.

„Okay,“ sagte ich. Ich streiche gern die Klosettpumpe. Ich tue das jedes Jahr.

Sie hörte einen Moment auf. „Er muß sich auf *Klausuren* vorbereiten. Er hat keine Zeit für sowas.“

„Oh, *schon* gut. Bitte tausendmal um Vergebung. Wieder

mal ins Fettnäpfchen getreten, wie immer", und er fuhr in seiner Gartenarbeit fort.

Ich lief nach drinnen, holte mir mein Transistorradio, rannte wieder hinaus und schnappte mir meine Bücher. „Bis später", rief ich und stürmte den Block hinunter zum Wasser.

„*Wo gehst du hin*?" brüllte mir meine Mutter nach.

„Runter zur Mauer!" schrie ich zurück.

„*Papa holt nachher italienische Sandwiches!* WELCHE SORTE WILLST DU — KALB/PARMESAN?!"

„Ja!" brüllte ich und dachte: Al Parmesan. Ich mußte lachen. Dann sprintete ich nach unten, sprang über die Mauer und stand auf einem Felsen vor dem Meer, wo ich mein Hemd auszog und seinen Geruch inhalierte, als wäre es eine Rose, ein neues Paar Schuhe unterm Weihnachtsbaum oder sonstwas — nur besser als all das zusammen. Den einen Fuß auf das angewinkelte Knie gelegt, den anderen auf der Felsplatte, streckte ich mich aus, tappte im Takt der Musik auf den Boden, starrte in den Himmel und grinste dabei wie ein Honigkuchenpferd.

18

ALS ich nach Hause kam, zog ich mich um, denn meine Unterwäsche juckte. Eine Dusche nahm ich allerdings nicht. Die Sachen in meinem Zimmer sahen gar nicht so völlig dämlich aus, nur noch mehr oder weniger. Dann zog ich den Wecker auf und lernte mit größeren Unterbrechungen. Dabei fiel mir zwischendurch immer wieder Al ein, und ich vergaß ganz, daß er versprochen hatte, mich ja anzurufen. In einem dieser Momente ging das Telefon, und er war dran. Ich sah ihn vor meinem geistigen Auge nicht in dem Haus, wo ich gewesen war, sondern in dem anderen, das ich mir früher immer vorgestellt hatte, wenn ich am Telefon mit ihm sprach. Unsere Unterhaltung ging uns beiden runter wie reinstes Süßholz — ein sehr angenehmes Gefühl, obwohl es ganz schön sentimental war, und ich hier nicht ins Detail gehen möchte.

Weil uns in der nächsten Woche das Examen bevorstand, telefonierten wir jeden Abend zusammen. Aber wir sehnten uns wirklich danach, uns zu sehen, und so arbeiteten wir auch gemeinsam im Büro, d.h. stopften zusammen mit Brendan Werbeschriften in Briefumschläge.

Da es bis zu den Vorwahlen nur noch zwei Wochen und bis zum Demokratischen Parteitag in Chicago nur noch zwei Monate waren, ging alles ziemlich drunter und drüber. Die Nation als Ganzes lehnte McCarthy gegenüber Kennedy ab. Man fand, McCarthy hätte aus dem Rennen ausscheiden sollen, als Kennedy eingestiegen war, und wechselte darum, vermutlich wegen seines Bürgerrechtskatalogs, entweder in Humphreys Lager oder zu einem Menschen namens McGovern über, einem Freund der Kennedys.

Harold ließ sich die Haare schneiden und rauchte zwei bis drei Zigaretten auf einmal. Ein paar von unseren Wahlhelfern wollten im Fenster ein schwarzgerändertes Kennedy-Foto aufstellen, aber Harold sperrte sich dagegen, und es gab einen Riesenkrach. Sie sagten, er wäre roh und ohne Mitgefühl, und auch ich glaubte das damals, aber er tat eben seine Arbeit. Ein linker Friedenskünder stand in diesem Bezirk sowieso schon auf dünnem Eis, ganz davon zu schweigen, wenn man ein Robert-Kennedy-Foto mit Trauerflor ins Fenster stellte. Nachdem Harold schon in ganz Neu-England und dem Mittleren Westen Wahlschlachten ausgefochten hatte, meinte er, unserer sei einer der verstocktesten Stimmbezirke, der ihm je untergekommen wäre.

Als wir im Büro fertig waren, fuhren Al und ich über den Sprain ins Nathan's. Ich fragte mich, ob er wohl schon mit dem Typen wegen des Jobs gesprochen hatte, sagte aber nichts, und er behielt es für sich.

Auf der Rückfahrt erkundigte ich mich, ob seine Eltern dieses Wochenende außerhalb wären. Er schüttelte den Kopf. Nein.

Es gab keinen Ort, wo wir gemeinsam hätten hingehen können, da überfiel mich plötzlich eine Idee. „Du weißt doch, ich habe da eine Tante an der Küste?"

„Ja."

„Vielleicht könnten wir die besuchen — so mal für ein Wochenende?"

„Ach ja?" erwiderte er etwas unbehaglich.

„Ja, sie lebt ganz allein, und es ist ein großes Haus mit lauter so Zimmern."

„Aber schleicht die denn nicht die ganze Zeit um uns rum?"

„Schon, um uns rum ist sie bestimmt machmal, aber sie wird auch außerhalb sein, um Häuser zu zeigen. Sie ist Immobilienmaklerin, ich meine, sie hat ihre eigene Immobilienagentur." Ich fing an, einen Kaugummi auszupacken. „Und überhaupt ist die ganz cool. Sie tut nicht wie eine Tante."

„Aber nachts — sie kann sich doch denken, wo's langgeht,

wenn ich mit dir in einem Zimmer penne." Er steckte sich den Kaugummi in den Mund. „Du weißt schon."

„Glaub' ich nicht." Ich war ein wenig sauer, weil ich ihn erst überreden mußte. Ich glaubte nicht, daß es meine Tante stören würde, auch wenn Al und ich uns ganz offensichtlich unter ihrem Dach dumm und dämlich fickten, aber das behielt ich für mich. Wahrscheinlich wußte sie, daß ich auf Jungs stand — mehr noch: Es dürfte ihr sogar gefallen haben. Z.B. weiß ich noch, wie sie einmal meinte, Evan und Kevin klängen meiner Beschreibung nach ja ganz süß, und wie sie zwinkerte, als mir herausrutschte: „Oh, das sind sie auch." Darum dachte ich mir, es wäre eine ganz coole Sache, mit Al dorthin zu fahren, ohne die ganze Zeit heimlichtun und uns so geben zu müssen, als wären wir einfach Kameraden, was wir ja auch waren, wir *waren* Kameraden, aber eben nicht *nur* Kameraden.

Deshalb sagte ich: „Tagsüber wird sie wahrscheinlich weg sein — zumindest samstags. Vielleicht auch nicht, ich meine, ich kann dafür nicht meine Hand ins Feuer legen. Und überhaupt schlafen Jungs doch immer im selben Zimmer, wenn sie außerhalb übernachten."

„Okay", lachte er, „hört sich ja ganz gut an", und warf mir einen Blick zu, während er mit breitem Grinsen kaute. „Klingt echt super."

Noch in derselben Nacht rief ich bei meiner Tante an, und sie sagte: „Sicher, komm' ruhig her und bring' deinen Freund mit." Ich fühlte mich bei dem allen ziemlich aufgekratzt.

Diese Woche, während des Examens, sah mich einer meiner Mannschaftskameraden so irgendwie an, als sähe er gar nicht mich an, und guckte wieder weg, als ich zurückguckte. Ich fragte mich, ob es wohl war, weil ich bei den Wettkämpfen meine Disziplin verloren hatte oder weil er mich für homosexuell hielt. Schließlich sagte ich mir aber, es wäre wegen des Wettkampfs.

Als ich nach meiner letzten Prüfung am Donnerstag zwischen Evan und Kevin zu den Garderoben hinunterging, um unsere Spinde aufzuräumen, hoffte ich nur, Mr. Bieniwicz wäre nicht in der Nähe. War er auch nicht.

Zwei aus der Seniorenmannschaft kamen auf uns zu. „Uh, schau' mal", sagte der eine, „da kommen ja Eek und Ike, die beiden Raumfahrer!“ Ich fand diesen Spruch ziemlich komisch. Ich hatte ihn noch nie gehört.

Aber als sie an uns vorbeigingen, sagte der andere hinter vorgehaltener Hand: „Und ihr treuer Weggefährte, Bruce der — “ Bruce der dies oder das. Das letzte Wort hatte ich nicht verstanden. Bruce galt aber als Schwulenname.

Evan und Kevin nahmen mich fester in ihre Mitte und drängten mich weiter vorwärts. Irgendwie gehorchte ich ihnen ohne jeden Widerstand. Die beiden Senioren setzten lachend ihren Weg in die andere Richtung fort.

Wenn Du mich fragst, sind die meisten, die sich als Pazifisten ausgeben, einfach weichärschige Muttersöhnchen. Tunten, würden viele sagen. Evan und Kevin aber hatten niemals Angst. Und wie ich ja schon erzählt habe, juckte es sie nicht die Bohne, was jemand über sie dachte oder sagte.

Wir verloren kein Wort in dieser Sache. Ich ging auf meinen Spind zu, sie zu ihrem, zwei Nischen weiter, und ich hörte sie flüstern. Ich setzte mich auf die Bank, konnte aber nicht verstehen, was sie sagten.

Draußen fragten sie mich, ob ich nicht Lust hätte, am Samstag zu einem Kinks-Konzert in der Stadt zu gehen. Sie hätten noch eine Karte über.

Ich sah abwechselnd von Evan auf Kevin, und ihre Haare standen im Wind richtig zu Berge. Ich hatte noch nie etwas mit ihnen unternommen, ja, nicht einmal der Gedanke war mir bisher gekommen.

Statt Ja oder Nein zu sagen, fragte ich: „Wieso habt ihr denn eine Karte über?“

„Zuerst wollte noch jemand anderer mitgehen, der jetzt nicht mehr kann“, antwortete Kevin.

Ich fragte mich, wer wohl hinter diesem mysteriösen „anderen“ steckte, und sagte, Lust hätte ich schon, aber leider wär’ ich verhindert.

Sie fragten mich, warum.

Ich erzählte ihnen von meinem Ausflug an die Küste und dem Job als Bademeister.

Sie verzogen unentwegt ihren Überbiß.

Ich sagte ihnen, daß ich mit meinem Freund fahren würde, der damals auch bei dem Wettkampf gewesen sei.

„Na, dann amüsiert euch mal gut", meinte Kevin. „Ja", sagte Evan. „Danke", erwiderte ich. „Ihr euch auch."

Wir standen herum, und sie grinsten. Meine Blicke gingen von einem zum anderen. „Vielleicht könnten wir ja in zwei Wochen oder wann mal zu einem Konzert", sagte ich.

„Okay." — „Ja."

„Vielleicht könntet ja auch ihr beide so übers Wochenende mal an die Küste kommen."

„Auf jeden Fall." Sie gaben mir ihre Telefonnummer, und ich ihnen meine.

19

ALS Al mich am Freitag abholte, hatte er aus purem Zufall abgeschnittene Hosen und Turnschuhe ohne Socken an, genau wie ich, und es war ein romantisches Gefühl, mit ihm einen Wochenendausflug im Auto zu machen. Auf der George-Washington-Brücke erzählte er mir, daß er diesen Job bei den Regular Democratics bekommen hätte. Sehr begeistert schien er nicht darüber. Er tat es sogar so quasi ab, oder vielleicht gab er auch nur vor, daß ihm gar nichts daran läge.

„Tja, ich werde also mit diesem Typen zusammenarbeiten, der dort den Bezirksvorsteher macht", sagte er. „Und vielleicht geh' ich auch als alternierender Abgeordneter nach Chicago — was sagst du dazu! Irgendso ein Mummelgreis dort liegt im Sterben. Deshalb suchen sie einen Ersatzmann."

„Du meinst, dein Name käme auf die Liste und alles?"

„Ja."

„Dazu müßtest du aber erst mal gewinnen."

Er guckte mich komisch an und nahm vier Finger seiner rechten Hand vom Lenker. „Tja."

Ich war zwar nicht direkt sauer, aber plötzlich hatte ich dieses Daumen-drückt-auf-die-Brust-Gefühl. „Wie kommst du darauf, daß sie ausgerechnet dich wählen sollten?"

Er sagte, sie bräuchten einen italienischen Namen — und einen, der bereit wäre, selbst für die Fahrt nach Chicago aufzukommen. Das Hotel würde von der Partei bezahlt, aber nicht der Flug. „Ich glaube, soviel ist die Erfahrung schon wert", meinte er. „Nicht wahr? Und praktisch ist es eine ausgemachte Sache — dieser alte Knabe kratzt jede Minute ab."

„Mit anderen Worten: Ich werde gegen dich Wahlkampf führen."

Er lachte so quasi. „Ja, aber selbst wenn ich gewählt werde, haben alternierende Abgeordnete in solchen Dingen selten was zu melden."

Als wir an New Jersey vorüberkamen, deutete er mit dem Kinn nach links. „Dort drüben wohnt meine Schwester mit ihrem Mann." Er sprach das Wort „Mann" lächelnd aus, als hielte er ihn für einen Trottel. „Tolle Stadt, dieses Jersey City — Scheiß-Slum." Eine ganze Weile sprachen wir nicht sehr viel.

Dann sagte er mit Flüsterstimme wie am Telefon: „Billy — "

„Ja."

„Ich möchte nicht, daß zwischen dir und mir miese Gefühle entstehen."

„Ich auch nicht."

„Weil ich dich wirklich gernhab'." Er sah ein paar Sekunden meine Knie an und dann wieder auf die Straße. Dabei packte er meine Hand und drückt sie so fest, daß es fast wehtat.

Als wir bei meiner Tante ankamen, war es schon dunkel, und man konnte hören, wie die Ebbe so kieselig an den Strand schlug. Es ist ein weißes Holzhaus mit ungestrichenem Deck und mit Seeblick. Eine lange Holztreppe führt an den Strand hinunter, und auf dem Deck steht eine Fahnenstange mit einer Flagge, die nie eingeholt wird.

Von hinter einer Ecke her griff uns einer der Hunde, ein Wheaton-Terrier, an, sprang überall an uns hoch, leckte uns ab und beschnupperte uns wie irre. Mit einer Flasche Bier kam auch meine Tante heraus, schüttelte uns die Hand und sagte, es freue sie, uns zwei Burschen zu sehen. Dann zeigte sie uns ein Doppelzimmer im ersten Stock.

„Das ist das einzige saubere hier", sagte sie. „Ihr beiden habt doch hoffentlich nichts dagegen, im selben Bett zu schlafen?"

Wir sagten, oh nein, das wäre schon in Ordnung.

Dann setzten wir uns alle drei auf das Deck, das den Ozean überschaute, tranken in der salzigen Brise Bier aus Flaschen und sahen den drei Hunden zu, die unten am Strand in der aufkommenden Flut herumtollten. Außer diesem Wheaton hat sie noch einen goldhaarigen Spürhund und eine kleine Promenadenmischung — halb Beagle, halb Dackel und halb sonstwas. Zwischendurch rannte immer mal wieder einer davon die Treppe herauf, schnupperte um uns rum, guckte von einem zum anderen, sah dann zu seinen beiden Artgenossen am Strand und wetzte die Treppe wieder hinunter. Wenn meine Tante das Treiben der Hunde verfolgte, lachte sie jedesmal und nahm das Gummiband von ihrem Pferdeschwanz, um es gleich darauf wieder festzubinden. Sie trug diese elastische Art Hosen mit Schlaufen unter den Füßen, Flipflops und einen Pulli, auf dem MCCC stand. Ich fragte, was das bedeutete. „Monmouth County Community College", sagte sie. „Ich gebe dort Erwachsenen Kurse in Immobilienvermittlung" — etwas, das mir an ihr ganz neu war.

Wir saßen in den Strandkörben. Al hockte vornübergebeugt auf der Kante und hielt sein Bier in den Händen. Sobald er merkte, daß ich ihn anschaute, lächelte er mit seinen Augen in meine. Neben dem Haus stand ein hoher, aufgeblühter Johannisbrotbaum, und jedesmal, wenn ein Lüftchen wehte, was sehr oft der Fall war, schwebten kleine weiße Blütenblätter über unsere Köpfe aufs Deck und den Strand hinunter. Wir grillten Hamburger, aßen dazu Kartoffelsalat von Papptellern und tranken noch etwas Bier.

Meine Tante fragte mich, wie es zu Hause ginge, und ich sagte, prima. Der Alkohol stieg uns ganz schön zu Kopf. Wir erzählten ihr die ganze McCarthy-Sache, und Al legte seine Ich-werde-mal-der-erste-italienische-Präsident-der-Vereinigten-Staaten-Platte auf, was mir wirklich dämlich vorkam. Sie sagte: „Oh, hm mh."

Und ich fragte mich, wievielen Leuten er das sonst schon vorgebetet hatte.

Meine Tante erlaubte uns sogar, einen Joint zu rauchen. Sie selbst wollte aber nicht. Der Joint machte mich ein bißchen paranoid, und ich wünschte mir, mit Al allein zu sein. Ein Weilchen später räumten wir auf, sperrten die Hunde in dieses pferch- oder käfigartige Ding unterm Haus und gingen dann alle zu Bett. Als Al und ich die Tür hinter uns geschlossen hatten, warfen wir sofort sämtliche Klamotten ab, sanken uns in die Arme und fielen aufs Bett. Es wurde sogar noch besser als letztes Mal, d.h. sehr extrem und in einem bestimmten Sinn kaum auszuhalten. Alle blöden Gefühle, die sich zwischen ihm und mir aufgebaut hatten, zergingen zu Nichts. Es war einfach toll.

Mitten in der Nacht wachte ich auf, und Al war nicht da. Ich knipste das Licht an, und aus irgendeinem Grund sah ich zuallererst nach, ob seine Taschen und sein Zeugs auch fort wären. Es stand noch alles da. Dann ging ich aufs Deck hinaus, ohne mir etwas anzuziehen. Die Flut hatte ihren höchsten Stand erreicht, und er saß unten am Strand, auf der untersten Stufe. Ich ging zu ihm. Es war stockfinster, kein Mond am Himmel. Al war nackt, naß und salzig.

„Hei“, sagte ich und setzte mich neben ihn.

Er legte mir seinen Arm um die Schultern und sah mich stirnrunzelnd an, als machte er sich wegen irgendetwas Sorgen oder Gedanken oder dächte angestrengt nach. Seine Lippen formten so eine Art Schmollmündchen. Er zog mich an sich.

„Was ist los?“ fragte ich.

„Billy, ich bin echt verrückt nach dir.“

Ich stellte meinen Fuß auf seinen. „Al — “

„Ja.“

Ich sah ihm auf die Schulter. „Ich glaub' wirklich, ich liebe dich.“

Er ließ seine Hand in meinen Nacken gleiten und massierte ihn richtig stark, so mit zudrückenden Daumen. „Ich weiß, daß ich dich liebe“, sagte er.

„Wenn ich nicht mit dir zusammen bin, muß ich dauernd an dich denken“, fuhr ich fort.

„Ich muß auch dauernd an dich denken.“

„Weißt du...“

„ — Was ?“

„Als ich eben aufgewacht bin, dachte ich schon, du hättest dich mit dem Auto aus dem Staub gemacht.“

„Also, daß du sowas von mir denkst!“ Er wirkte echt gekränkt.

Ich faßte nach ihm, zog ihn so an mich, daß er mit dem Gesicht nach oben in meinem Schoß lag, hielt ihm den Kopf und fühlte seine nassen Locken. Er sah zu mir auf, öffnete die Lippen, machte den Mund ganz auf, und seine Augen schlossen sich. Ich steckte meine Zunge in ihn und leckte ihm das ganze Salz vom Mund. Er hob den Kopf.

„Ich glaube, ich habe nicht so toll beim Examen abgeschnitten“, sagte er. „Ich konnte einfach nicht lernen.“

„Ich auch nicht.“

„Ich weiß, daß du mich für 'nen Scheißkerl hältst, weil ich für Humphrey arbeite und so — “

„Naja — “

„Diese Leute sind einfach eine gute Startbasis, wenn ich später in die Politik will.“

„Ist schon gut.“

„Die Vorwahlen sind bald vorbei, und selbst wenn McCarthy noch ein paar Abgeordnete in New York gewinnt, kann er nie den Parteitag überzeugen.“ Es klang wieder, als zitiere er jemanden. Während ich weiter seinen Kopf hielt, sah ich aufs Meer hinaus. „Und Humphrey ist immer noch besser als Nixon“, sagte er.

„Da bin ich mir weniger sicher.“

„Sieh mal, es ist doch so, ...“ Er ließ sich in den Sand plumpsen und streckte mir seine Füße in den Schoß, daß ich sie massieren konnte.

„Was?“ fragte ich.

Unter dem Haus begannen die Hunde zu winseln.

„Ich meine, ich spreche hier von den langfristigen Aspekten...“

„Und was ist mit denen?“

„Tut das toll... Ich meine, man kann nicht gleichzeitig Politiker sein und — du weißt schon — das, was wir hier tun.“ Ich hörte auf, ihm die Füße zu massieren. Er fuhr fort. „Ich meine, man muß heiraten und so, Kinder kriegen und so.“

„Dann werd' eben nicht Politiker.“

„Mutter und Vater halten mich immer noch für einen Spätentwickler“, sagte er. „Aber lange werden sie das nicht mehr glauben. Sie gehen davon aus, daß ich heirate, Kinder habe und all sowas — du weißt schon, ganz abgesehen von der politischen Seite.“

Ich mußte daran denken, wieviel Wind er im *Gold Star* gemacht hatte von wegen, daß er mit keinem Mädchen ginge, und jetzt redete er da was von Ehe. „Wieso tust du nicht, was *du* willst?"fragte ich ihn. „Statt das, was andre wollen."

Er warf mir einen sekundenlagen Blick zu und heftete dann seine Augen auf eine Stelle einen Meter im Sand vor uns. Ich hatte da wohl kaum einen Gedanken geäußert, der ihm noch nie gekommen war. Er hatte sich oft den Kopf darüber zerbrochen, den Preis aber für zu hoch gehalten. Es kam einfach nicht infrage. Ich ließ seinen Fuß fallen und stand auf. Ja, Al war wirklich ein Politiker, und ich nicht. Ich meine, selbst wenn er nie richtig in die Politik einsteigen würde, bliebe er doch stets ein Politiker, wenn Du verstehst, was ich meine.

Regungslos aufgerichtet stand ich da und sah ihn an. Er ließ seinen Fuß, wo ich ihn hatte hinfallen lassen, und starrte weiter in den Sand neben sich, als betrachte, nicht studiere, er ein bestimmtes Körnchen. Der Johannisbrotbaum seufzte uns so quasi zu, und weiße Blütenblätter stürzten pfeilgerade zu Boden. „Was?" hörte ich ihn ganz ruhig fragen.

„Was soll aus dir und mir werden", sagte ich.

Er fing an, seine Knöchel mit Händen voll Sand und Blütenblättern vollrieseln zu lassen, bis sie sie bedeckten. Irgendwie war ich sauer. Ich fühlte mich wohl, aber gerade das haßte ich. „Du bist bis zum Rand voll mit Scheiße", sagte ich und ging ans Wasser.

Er überholte mich, trat mir in den Weg und sah mir ins Gesicht. Es war wie damals nach dem Wettkampf unter dem Baum, nur anders. Irgendetwas fiel allmählich zu, wurde abgeschnitten.

„Al, du hast einfach keinen Mumm in den Knochen."

Er kiekste mich mit dem Zeigefinger in die Brust. „*Quatsch' mir nicht nochmal so 'nen Mist vor, Billy.*"

„Hör' auf, mich zu *kieksen*", sagte ich und schob ihn an den Händen beiseite.

Es war, als stünden wir eine halbe Ewigkeit dort und funkelten uns an, wahrscheinlich dauerte es aber nur eine Sekunde. Er stieß mich in den Sand, sprang dann über mich, setzte sich mir rittlings auf den Bauch und holte nach hinten aus — seine Faust war geballt, sein Mund fest verkniffen.

Da wehte die Stimme meiner Tante vom Deck herüber.

„Seid *ihr* da draußen, Jungs?"

Als ganzer Körper wurde starr und steif. „Sag' ja kein Wort", flüsterte er mit noch immer erhobener Faust.

Die Hunde spielten inzwischen verrückt.

„Billy, bist du das?" Meine Tante schaltete nicht die Außenbeleuchtung an.

„Keinen Mucks." Er war wie erstarrt. Da wünschte ich mir zum ersten Mal auch bei Al, den Schleudersitz zu betätigen.

„Wir sollten ihr antworten", meinte ich.

„Untersteh' dich!"

Ich hörte, wie sie schon die Treppe herunterkam, aber mit einemmal ging die Tür des Hundestalls auf, die Hunde kläfften, und dann fielen sie leckend über uns her und alles.

Meine Tante ging in ihrem Bademantel wieder die Treppe hinauf. „Wenn ihr nachts rausgeht, dann laßt sie bitte frei, ja?"

„Oh, okay!" schrie ich. „Tut mir leid!"

„Schon gut!", und sie ging wieder hinein. Sie muß uns für komplette Wichser gehalten haben.

Die Hunde rannten am Ufer auf und davon. Als Kopf kam langsam zu mir herab. Er legte ihn mir auf die Brust, ließ mir seine Hände bedächtig über den Rücken gleiten, packte mich am Latissimus, und während er, die Knie noch immer fest um meinen Brustkorb geklammert, rittlings auf mir saß, schauderte ihn plötzlich. Ich legte ihm meine Hände auf den Kopf, fuhr ihm in die Haare und sah dann seitwärts den Hunden nach. Wir fühlten uns sehr mutig.

Nach einem Weilchen meinte er: „Ich bin ein Vollidiot, Billy. Ich verdiene dich gar nicht. Ich bin ein kompletter Vollidiot. Ein Feigling."

Ich sagte kein Wort. Ich mußte ihm rechtgeben. Aber ich hatte ihm gesagt, daß ich ihn liebte, und das meinte ich auch so, und sicher meinte auch er es so, als er mir sagte, daß er mich liebte.

Ich massierte ihm den Rücken. Er sah zu mir auf. Seine Augen waren ganz verschwollen. Nach ein paar Sekunden meinte er: „Ich wünschte, wir wären auf dem Mars." Er streckte die Beine aus, legte sich ganz auf mich und ließ seinen Kopf auf meiner Brust ruhen. Aber ich konnte nicht anders — ich mußte sticheln. „Warum gehst du nicht zu ’nem Psychiater und läßt dich umkrempeln?“ fragte ich ihn.

Die Augen aufs Meer gerichtet, hob er seinen Kopf um ein paar Zentimeter.

„— Wenn es dir gar so zuwider ist.“

„Was, zuwider?“

„Deine Homosexualität.“

„Ich kann dieses Wort nich ausstehen“, sagte er, indem er von mir abrollte und seinen Kopf auf eine Hand stützte. Er fing an, mir Sand auf den Bauch zu werfen. „Ich bin verrückt nach dir. Wie kannst du da sagen, daß es mir zuwider ist?“ Ich sprach kein Wort. Er hörte auf, mich mit Sand zu bewerfen. Dann legte er sich flach auf den Rücken.

Der Wheaton kam herbeigerannt und sah mich, die zwei Vorderpfoten auf Als Brust gestützt, hechelnd und mit heraushängender Zunge an. Es war fast, als würde er lachen.

Ich legte mir die Hände hinter den Kopf.

Al sah bloß zu dem über ihm stehenden Hund auf. Dann sagte er: „Billy —“

Ich guckte den Hund an, fragte nicht „Was?“, und Al schluckte herunter, was er hatte sagen wollen. Er hob sich den Hund von der Brust.

Ich stand auf, watete in die Brandung, Al holte mich ein, und wir tauchten und schwammen herum, aber es war sehr kalt und machte keinen Spaß. Darum sperrten wir die Hunde wieder ein und wuschen uns unter der Dusche vor der Tür. Als wir ins Bett gingen, schliefen wir auf der Stelle ein. Das heißt, *ich* schlief ein.

„Was zum Henker treibst du denn da?“ Ich fuhr aus dem Schlaf.

Unsre Haare waren noch naß, unten im Dunkel des Bettes fühlten wir uns immer noch feucht zwischen den Beinen an, und irgendetwas versuchte, sich mir behutsam in den Arsch zu wurmen — Als Piephahn.

„Pst“, flüsterte er. „Wie fühlt sich das an?“

„Ganz so, als ob ich’s nicht dort haben wollte. Raus damit.“

„Sekunde!“ Er sprang auf und zog eine Tube fettiges Zeug aus seiner Tasche, landläufig auch K-Y genannt. „Ich werde nichts tun, das dir nicht gefällt. Ehrenwort.“

Während ich auf dem Rücken lag, hob er mir die Beine, drückte sich ein bißchen Kleister auf den Mittelfinger und bohrte mir damit ganz langsam bis zum ersten Fingergelenk hinein. „Fühlst du das?"

„Natürlich fühl' ich's."

„Du mußt diesen Muskel entspannen."

„Ich kann nicht."

„Nur einfach entspannen. Vielleicht bist du's nicht gewöhnt, aber du kannst's. Entspann' dich einfach."

Ich versuchte, den Muskel zu lockern, aber er blieb weiterhin verkrampft. Als Finger spielte dort drinnen rum. Ich glaube, ich stöhnte oder was. Für ein Weilchen verkrampfte ich mich nicht mehr um seinen Finger, aber dann doch wieder. „Jiaauuu!"

„Relax, Baby."

Irgendetwas begann, sich ganz gut anzufühlen. Al sah mich an. Er grinste. „So ist's fein, Billy, so ist's gut." Er massierte mir etwas, das sich gut anfühlte. „Sie ist sehr sensibel", sagte er, „merkst du's?" Ich atmete stöhnend aus. „Das ist die Prostata", erkärte er. „Ich kann spüren, wie sie mir gegen den Finger pocht."

Allmählich entkrampfte ich mich über längere Zeiträume. Beide waren wir steinhart. Er sagte: „Ich könnte dich zum Kommen bringen, einfach indem ich da massiere."

„Weiter", keuchte ich.

„Willst du, daß ich dich ficke, Baby?"

„Ich — weiß nicht recht."

„Ich hör' sofort auf, wenn du's verlangst."

„ — Okay."

„Willst du auch ganz bestimmt?"

„Ja."

Während sein Finger noch immer dort drinnen steckte, begann er, sich den Schwanz einzukremen.

„Laß' *mich* machen!" sagte ich. Er reichte mir die Tube, und ich schmierte ihn ein. Sein Ding zuckte und hüpfte mir in der Hand, und mit geschlossenen Augen machte er „Uuuh". Dabei rieb er mir weiter die Prostata, und jedesmal stand mein Schwanz stocksteif, um mir dann, peng, auf den Bauch zu klatschen.

Er zog seinen Finger heraus und stemmte sich in mein verkniffenes Arschloch. Seine Hände waren wie fettige Schraubstöcke, als er mir die Fußknöchel über den Kopf nach vorn hielt, bis mir die Knie die Schultern berührten. Er schob sich hinein, ich verkrampfte mich, und mein Schwanz sprang in die Höhe. „*Ohhhauuu*!“ schrie ich und biß die Zähne zusammen.

Er ließ seine Eichel stecken, wo sie war. „Entspannen, entspannen, Billy, entspann' dich.“

Ich entspannte mich. „Schieb' ihn rein“, sagte ich.

Aber er ließ seine Eichel einfach nur drinnen. Sie pulsierte. Dann beugte er sich über mich, steckte mir seine Zunge in die Kehle, und während er ganz, ganz langsam in mich glitt, saugte ich daran. Ich merkte, daß ich durch Konzentration unverkrampft bleiben konnte, und nach einer Weile mußte ich nicht einmal mehr darüber nachdenken. Langsam richtete Al sich auf; ein langer Speichelfaden verband dabei seine Unterlippe mit meiner Zunge.

„Jetzt sieh mal“, sagte er. „Fühl' mal mit deiner Hand nach.“

Ich befühlte seine wie irre pulsierende Schwanzwurzel und spürte, wie seine Eier sich gegen meinen Arsch preßten. Wir sahen uns in die Augen, während er knien blieb und sein Ding dann einmal in mich hineinbog. „Wau!“ seufzte ich und schloß grinsend die Augen. Er kicherte, tat sich noch etwas Krem auf die Hand, zog sich langsam heraus, und als er sich wieder hineinstieß, sprang meiner bolzengerade in die Höhe. Er packte ihn mit der Hand.

Ich stöhnte bloß. Ich konnte es nicht fassen. Es war besser als irgendwas. Und obendrein, wie es aussah — wie sich Als Körper beim Bumsen bäumte und krümmte. Ich griff nach oben und hielt mich an seinem Latissimus fest, während er meine Füße zusammennahm und anfing, mir an den Zehen zu saugen! Ich begann ihm, wenn er sich hineinrammte, auf den Hintern zu hauen, und hob meinen Arsch vom Bett an, um mich ihm entgegenwuchten. Dann fielen wir aus dem Bett und stürzten krachend zu Boden. Mein Rücken lag auf der Erde, mein Arsch stand in die Luft, und er über mir. Ich versuchte, nicht aufzujaulen, aber ich war knapp vorm Explodieren. Er legte mir seine Hand auf den Mund, ich lutschte ihm den Hypothearmuskel, dieses fleischige Seitenstück, und stieß nur

Zisch- und Quietschlaute aus, als ich mir Brust und Gesicht über und über vollschoß.

„Zieh' ihn raus! *Zieh' ihn raus!*" Ich schob ihn an den Schenkeln von über mir fort, und als er sich herauszog, federte mir sein praller Schwanz ins Gesicht, stockte plötzlich, pumpte dann, spritzte mir, ohne daß ich ihn angefaßt hätte, geradewegs übers Gesicht, und ich streckte meine Zunge raus, um einen dicken Klacks aufzufangen. Al war ganz wacklig, und beide grinsten wir wie zwei besoffene Cowboys, die eins in die Fresse gekriegt haben und dann mit halb geöffneten Augen rumliegen — grinsten auf zu dem Vogelgezwitscher über unseren Brummschädeln. Al war patschnaß, und ich genauso. Mit einem Klatsch und einem Quitsch fiel er auf mich, und wir kugelten rundherum, leckten uns ab und saugten an jedem Teil unserer Körper, bis wir in irgendeiner verrückten Lage auf den blanken Dielen einschliefen.

Am nächsten Morgen war mein Arsch richtig wund — das heißt, im Grunde den ganzen Tag lang, — aber sonst ging es mir prima. Zuguterletzt standen wir auf, nahmen zusammen eine Dusche und stiegen dann in unsere Badehosen. Wir gingen den Strand auskundschaften, an dem ich einmal arbeiten wollte. Ich kämmte mich, und Al trat in die Küche.

„Oh Scheiße", hörte ich ihn sagen, und ging nachsehen.

„Was ist?"

„Schau' dir das an." Er nahm einen Zettel vom Tisch.

„Guten Morgen, Jungs", stand darauf, „Bin weg, um ein paar Häuser zu zeigen. Dürfte so gegen 4 zurück sein. Essen ist da. Ihr wißt, wo der Gemeindestrand liegt. — Später würde ich gern ein Wörtchen mit euch reden. Alles Gute, Marge."

Ich wußte, was in seinem Kopf vorging.

„Sie hat uns gehört", sagte er ganz bestürzt und klammerte sich mit seinen Händen an der Stuhllehne fest.

Ich machte mir nicht die Mühe, „Wenn schon" oder „Ist doch schnuppe" und all sowas zu sagen. Ich schnappte mir nur eine Handvoll Krapfen, rief „Also, auf geht's", trat aufs Deck hinaus und lief die Treppe hinunter, Al immer hinter mir her. Es war warm und sonnig — trocken, nicht schwül. Ein tadelloser Tag. Wir rannten an den Strand, und weil die Hunde losbellten, ließen wir sie raus und nahmen sie mit uns mit, während wir am Ufer durch die Brecher wateten. Ich fühlte mich kein bißchen so komisch wie damals, als ich nach dem ersten Mal bei ihm zuhause aufwachte. Wir hatten in der letzten Nacht richtiggehend GEFICKT. Aber es war doch mehr als nur ficken. Na, Du wirst wohl schon wissen, was es war.

Jedenfalls gab es am ganzen Gemeindestrand kaum jemand zu sehen außer drei Bürschchen draußen im Wasser, die wartend, aber nicht sprechend einer in Hörweite des anderen auf so einer Art kleinen Surfbrettern saßen. Alle fünf Minuten oder so ortete einer von ihnen eine gute Welle, krabbelte auf sein Brett und surfte unsicher in sie hinein, mitunter nicht mal ganz. Sie waren scheinbar so eine Art Anfänger, aber sie gaben sich redliche Mühe, den Bogen rauszukriegen und es richtig zu machen.

Neben ihnen standen drei Bademeisertürme, die an dieser Schutzmauer für den Winter zusammengezurrt waren. Wir setzten uns vornübergebeugt auf die Mauer, klammerten uns an der Kante fest, sahen den Surfern zu, spazierten dann umher, gingen baden, aßen Hot Dogs und lauter so Sachen. Aber den ganzen Tag über redeten wir kaum eine Silbe.

Als meine Tante uns kommen sah, winkte sie uns vom Deck aus zu, und ich winkte zurück. Die Hunde ließen sich in den Schatten unter dem Haus fallen, und vom Fuß der Treppe aus fragte ich, ob sie Wasser oder sonstwas bräuchten. Al blieb neben mir stehen.

„Nein, nein“, sagte sie. „Da unten in dem Schlauch ist ein Leck, aus dem trinken sie.“

Wir stiegen die Treppe hinauf. Meine Tante saß über einigen Papieren am Tisch und war mit einer Rechenmaschine zugange. Eine leere und eine halbvolle Bierflasche standen herum. Sie hatte sich ein Badetuch um den Kopf gewickelt und trug ihren Frotteemantel.

Ich schwang mich auf das hölzerne Geländer ihr gegenüber und schnippste mir ein bißchen Sand aus den Zehen. Al saß auf einem Strandstuhl, schlug die Beine so übereinander, daß der eine Knöchel auf seinem Knie lag, und wuschelte sich in den Haaren herum.

Meine Tante sah von ihrer Arbeit auf, sah mich an, sah Al an und bemerkte, glaub' ich, wie nervös er war. Ich fragte, worüber sie denn mit uns reden wollte.

„Oh, darum geht's?“ sagte sie und schaltete die Rechenmaschine ab. „Inzwischen wirkt es natürlich albern. Es ist nur, daß ihr mich heute nacht kein Auge habt zutun lassen. Ich meine nicht, als ihr draußen wart. Später — drinnen.“ Al wurde rot und studierte seinen Fuß. „Al“, sagte sie, indem sie sich rittlings auf die Bank setzte, „verstehen Sie mich bitte nicht falsch. Es war nur der *Krach*, der mich gestört hat.“

Sie fing an, sich mit ihrem Handtuch die Haare zu trocknen. „Ich hatte diesen Zettel schon ganz vergessen“, erklärte sie lachend. „Als ich ihn schrieb, war ich stinksauer.“ Sie hat diese Art ansteckendes Lachen. Ich fing auch an zu lachen, und Al lächelte so quasi verlegen. Ich sagte ihr, daß es mir leid täte, sie geweckt zu haben.

Al lehnte sich vor und sah, die Unterarme auf die Knie gelegt, zu Boden. Ich schnippste mir immer noch Sand von den Zehen, obwohl gar keiner mehr daran war, während er die Knöchel zusammenpreßte, bis sie weiß wurden. Meine Tante nahm einen Zug Bier, stand auf und ging nach drinnen.

„Das ist hier ja wie auf einem anderen Stern“, staunte er. Ich konnte allerdings nicht sagen, ob er nun erleichtert oder geschockt war oder was.

Ich sprang von dem Geländer, setzte mich auf die Bank und beugte mich in der gleichen Haltung, die er draufhatte, zu ihm hinüber. Er streckte mir seinen rechten Fuß entgegen, steckte den großen und den zweiten Zeh zwischen meinen großen und zweiten am linken Fuß, und wir mantschten so quasi damit rum.

Als wir zu Bett gingen, nahmen wir uns zuerst zwar vor, meine Tante lieber nicht zu wecken und wurstelten deshalb ziemlich still herum, aber dann bekam ich Lust, Al zu ficken, und er sagte, nein, wir würden zuviel Lärm machen. Ein bißchen später wollte aber er mich ficken, und ich versetzte, ob wir denn nicht zuviel Lärm machen würden; hätte er doch selber gesagt?, aber, oh, meinte er, wir könnten uns ja Mühe geben, leise zu sein. Ich antwortete, nein, wenn ich nicht ihn ficken dürfte, dann er mich auch nicht, und obwohl ich weiß, das klingt alles sehr blöd und öd, war es nun mal nicht anders. Dann lagen wir einfach eine Meile auseinander auf dem Bett.

Ich habe eigentlich keine Lust, ins Detail zu gehen, aber er wollte mir nicht mal den Grund nennen, weshalb ich es nicht tun sollte, und das stank mir ziemlich und machte mich sauer. Als ich ihn fragte, ob er sich schon je selbst hätte ficken lassen, sagte er zu meinem größten Erstaunen, nein. Ich meinte, aber er müßte doch schon andere gefickt haben — vielleicht sogar Mädchen — so erfahren wie er darin war. Er antwortete, mit einem Mädchen hätte er noch nie gefickt, aber dafür dauernd diesen Typen, von dem Al mir in der Nacht erzählt hatte, als wir nach dem Wettkampf zu zweit bei ihm zuhause und seine Eltern übers Wochenende fort waren. Du erinnerst dich doch? Das mit dem Blasen. Na, er sagte mir also, diesen Jungen aus dem Block hätte er dauernd in den Arsch gefickt. Er selbst aber hätte sich noch nie ficken lassen und wollte es auch nicht. Ich glaube, er glaubte, sich in den Arsch ficken zu lassen, hieße, SICH IN DEN ARSCH FICKEN ZU LASSEN, wenn Du verstehst, was ich meine. Außerdem hatte ich irgendwie das Gefühl, er behandelte mich wie ein Mädchen, wenn nur er das Bumsen besorgen wollte. Deshalb weigerte ich mich, obwohl es mir sicher Spaß gemacht hätte. „Sich ficken lassen" ist nicht gleich, SICH FICKEN LASSEN; richtig gemacht, heißt es, daß *beide* sich, wie in der Nacht davor, gleichzeitig ficken, wenn Du verstehst, was ich meine.

Zuguterletzt schlief er, quer über die andere Betthälfte gestreckt, auf dem Rücken ein. Ich beobachtete und beobachtete ihn einfach so, während er hinüberdämmerte. Bis dahin hatte es keine zwei Betthälften gegeben.

Ich träumte, daß Al tropfnaß an einem Strand aus dem Meer stieg, sich einen schwarzen Kamm aus der Tasche zog und, während ihm das Wasser in den Lenden zusammenlief, über einem honigbraunen, sinnlich schwülen Weib stand, das halb aufgerichtet auf einer Decke liegt und ihn mit einem traurigen Lächeln im Gesicht anmachen will, aber er starrt nur aufs Meer hinaus und kämmt sich so quasi grüblerisch die Haare. Da sagt sie: „Darling, ich bin schwanger."

Als ich morgens aufwachte, lag er wie damals bei sich zuhause eng an mich geschlungen. Aber ich wollte aufstehen. Ich wollte heim. Ich zog mich unter seinem Arm und seinem Bein heraus und ging ins Bad. Als ich zurückkam, lag er immer noch unverändert da, nur hatte er jetzt die Augen auf und starrte ins Leere.

Ich setzte mich unten an die Bettkante und guckte ihn an. Dabei konnte ich nur sein rechtes Auge sehen; es bewegte sich in meine Richtung und dann wieder zurück in den Weltraum. So saßen wir einfach eine Weile rum. Dann fragte er, den Mund halb vom Kopfkissen erstickt: „Willst du nach Hause?"

„Ja", sagte ich.

„Ich auch." Er sprang auf, ging, ohne mich anzusehen, ins Bad und schloß die Tür. Keiner von uns hatte je die Tür geschlossen, wenn wir mal ins Bad gingen. Als er herauskam, begann er sich anzuziehen. Er wendete sein T-Shirt richtigherum. „Na", fragte er, „möchtest du dich nicht auch anziehen?"

Ich saß einfach da und betrachtete einen Rosenbusch, der draußen vorm Fenster wuchs.

Er begann, sich die Locken zurechtzuzupfen. „Ich glaube, diese Woche gehe ich zum Frisör", meinte er. „Diese dämlichen Locken hängen mir zum Hals raus."

Ich stand auf und begann, mich anzuziehen.

„Billy, mach' schnell."

Ich schnappte mir meine Shorts. „*Leck' mich.*"

Zuerst stand er mit verschränkten Armen da. Dann schnappte er sich die Tasche vom Boden, warf die Schlüssel in die Luft, fing sie mit Hinterhand wieder auf und sagte, während er hinausmarschierte: „Scheiß-Klapsmühle hier — Scheiß-andrer-Stern."

Das Auto sprang an, ohne loszufahren; es blieb einfach stehen und streikte. Ich wußte nicht, ob er sich klarwerden wollte, wer als erster Schluß machen sollte: er oder ich.

Unter dem Heizgerät entdeckte ich ein paar von seinen BVDs. Sie mußten wohl dort gelandet sein, als wir es Freitagabend nach dem Grillen so eilig hatten, aus den Klamotten zu kommen. Ich hörte das Motorengebrumm und starrte von, wo ich stand, auf die Unterwäsche. Ich ging sie aufheben, setzte mich aufs Bett, vergrub mein Gesicht in seinem Slip und inhalierte in tiefen Zügen. Als ich aufsah, stand er mit seinen Händen in den Hosentaschen lächelnd an den Türrahmen gelehnt, und seine Schultern hüpften auf und ab, wie wenn man unhörbar lacht. Ich schleuderte die BVDs nach ihm, und sie fielen ihm vor die Füße. „Billy", sagte er, „ich glaube, wir sitzen fest."

„Warum fährst du nicht einfach weg?“ fragte ich.

„Du willst mich doch nicht so mirnichts-dirnichts gehen lassen?“

„Doch, will ich.“

Er setzte sich zu mir aufs Bett. „Es tut — “

„Sag’ nicht, daß es dir leid tut.“ Ich stand auf. „Ich hab’s satt, so ’nen Scheiß von dir vorgelabert zu kriegen.“ Damit trat ich aufs Deck hinaus. Ich fand, er war ein Wichser und ein Arschloch, aber trotzdem blieb ich in ihn verknallt. Was mir reichlich pervers vorkam. Wir benahmen uns wie dieses stockbescheuerte Fernseh-Ehepaar oder so; dauernd Streit, und am Schluß große Versöhnung. Wie ein Mann-Frau-Pärchen. Und mit Jungs *muß* es doch einfach anders gehen.

Das Auto lief noch immer. Zuletzt kam meine Tante heraus und wollte wissen, was eigentlich los wäre.

„Weiß ich nicht“, antwortete ich.

„Hattet ihr Krach?“

„Glaub’ schon.“ Ich wollte ihr nicht ins Gesicht sehen, und da sie in der Tür stand, ging ich um die Ecke. Als ich vorn hinaustrete, hockt Al ganz gemütlich im Wagen.

„Was treibst du da?“ fragte ich.

„Ich wart’ auf dich — reine Benzinverschwendung.“

Ich stellte mir vor, wie die Heimfahrt würde — nichts als plumpes peinliches Schweigen. „Ich nehm’ den Bus“, sagte ich.

Er war sauer und fing an, in der Einfahrt zurückzustoßen.

Als Kind sollte ich mit meinen Eltern einmal irgendwohin fahren — vielleicht hierher, ich kann mich nicht mehr erinnern, — irgendwohin, wo ich gern hingefahren wäre, aber aus irgendeinem Grund war ich stocksauer auf sie und wollte nicht. Ich wollte lediglich, daß sie mich weiter bestürmten, mitzukommen, — obwohl mir das damals nicht klar war, — und mich ins Auto zwängen, wie sie es schon *sehr oft* getan hatten. Diesmal aber nicht. Sie fuhren fort, und ich sah ihnen durch das Wohnzimmerfenster zu. Aber gerade, als der Wagen davonpreschte, rannte ich nach draußen und schrie *„Wartet! Wartet!“* Umsonst. Nach zwei Stunden Heulen in der leeren Badewanne spielte ich mit meinen Disney-Figuren, daß sie sich gegenseitig umbrächten, indem sie einander von hohen Gebäuden stießen — den Tischkanten.

Jetzt, als Al nach draußen setzte, fiel mir die ganze Szene blitzartig wieder ein, und ich lief die Einfahrt hinunter. „Al! Wart' nochmal!"

Er stieg auf die Bremse und streckte Kopf und Ellbogen aus dem Fenster.

Ich rannte zu ihm. Da griff er mit seinem Arm heraus, packte mich am Genick und zog mich Mund an Mund zu sich hinunter.

Als ich mich von meiner Tante verabschiedete, bedankte und entschuldigte ich mich vielmals, daß wir uns wie Idioten aufgeführt hätten, aber sie sagte, es wäre schon gut, sie verstünde, und nachdem ich gerufen hatte, wir sähen uns ja bald wieder, fuhr ich mit Al davon.

Peinliches Schweigen herrscht dann zwar nicht im Auto, aber lausig war es schon. Wir bemühten uns krampfhaft, normal und nett zu sein, und hüteten uns, übers Ficken, über Politik oder Als künftige Laufbahn zu sprechen. Aber wir wußten beide, daß uns diese Dinge durch den Kopf gingen. Als er mich absetzte, versprach keiner auch nur mit einer Silbe, den anderen anzurufen.

20

AM nächsten Wochenende, dem letzten Samstag vor den Vorwahlen, arbeitete ich von früh bis spät bei dieser großen Versammlung vor der Pelham Bay Station. Es war ganz schön beschissen, das Ganze ohne Als Hilfe zu schmeißen. Bis dahin hatte ich ja nur mit ihm zusammen gearbeitet und kannte deshalb kaum jemand anderen.

Letzten Endes stand sein Name nicht auf der Liste, weil der Alte zu spät abkratzte, um es ändern zu lassen. Obwohl also Al gewann, war es eigentlich der tote Knabe. McCarthy gewann drei von sechs Mandaten, wahrscheinlich weil *sein* Name nicht auf der Liste erschien. Auch landesweit sicherte er sich über die Hälfte der Mandate, während die Uncommitteds und der jetzt ebenfalls tote Kennedy sich die andere Hälfte teilen mußten. Der Friedenskandidat für das Senatorenamt, O'Dwyer, gewann die Vorwahl — eine ziemliche Überraschung, und viele von den örtlichen McCarthy-Helfern rührten nun für ihn die Werbetrommel. Es gab eine Siegesparty im Stadthotel, aber mir stand der Sinn nicht danach.

Am Tag darauf fuhr Harold, ebenso erschöpft wie zufrieden, mit seinem Fähnlein neuen Zielen entgegen — Chicago. Brendan heulte, als alle abreisten, aber ich sagte ihm, es gäbe noch andere Wahlkampfstellen, wo er sich melden könnte, und wir gingen eine Eierkrem essen. Ich versuchte ihm zu erklären, wo der Verband der Regular Democratics wäre, aber er verstand gar nicht, wovon ich sprach, oder hatte vielleicht auch kein Interesse mehr.

Jedenfalls rief weder ich Al noch er mich an, und schon in wenigen Tagen müßte ich wieder nach Jersey. Ich lungerte viel beim Telefon herum, starrte es an, sprang auf, wenn es klingelte, und immer vergeblich. Auch sonst rief niemand für mich an. Tommy und Lorraine waren fort, und Joey rief aus irgendeinem Grund nicht mehr an, vielleicht weil auch ich ihn nie mehr anrief. Ich wollte nichts mehr mit ihm zu tun haben, weil ich hätte heucheln und lügen müssen und alles, wie ich es meinen Eltern gegenüber tat. Als „Lüge" meine ich, Al mit keinem Wort zu erwähnen. Eigentlich ist das zwar keine Lüge, weil man ja eben kein Wort sagt, und doch ist es wieder eine, weil man sonst ja sagen würde, was man gerade will, — so als wäre einem dasselbe mit einem Mädchen passiert.

So lag ich eines Abends mit einem dicken Kissen zwischen den Beinen vorm Fernseher auf der Couch. Auch mein Vater sah fern, schaltete alle halbe Stunde oder Stunde um, und ich glotzte einfach, egal, was er einschaltete. Seit der Küste und Al war es schon über eine Woche her.

Meine Mutter kam mit einem Aschenbecher herein, sagte „Zieh' die Beine ein" und setzte sich ans andere Couchende. Sie steckte sich eine Zigarette an. „Was ist los mit dir?" fragte sie.

„Nichts."

„Warum bläst du denn den lieben langen Tag nur Trübsal, statt was zu unternehmen?"

„Ich sehe fern."

„Seit wann siehst du denn den ganzen Abend fern?"

Mein Vater sagte: „Ich versuche, mir das hier anzusehen. Wenn ihr sprechen wollt, dann geht nach nebenan."

„Finden denn keine Bälle mehr statt?" fragte sie mich, ohne von ihm Notiz zu nehmen. „Wieso hat denn Joey letztens nicht mehr angerufen?"

„Das ist ein Fernsehzimmer, kein Sprechzimmer", sagte meine Vater.

„Es ist ein *Wohn*zimmer, und in meinem eigenen Wohnzimmer kann ich doch wohl mit meinem Sohn sprechen, ohne dich um Erlaubnis fragen zu müssen, Allmächtiger." Sie zog an ihrem Glimmstengel.

„Gut, dann sprich mit *deinem* Sohn in einem anderen Zimmer."

Ich stand auf, ging in mein Zimmer und verschloß die Tür. Das McCarthy-Poster hängte ich ab, aber nicht die Muskelkarte. Ich legte mich aufs Bett, starrte den Muskelkörper mit seinen ausgestreckten Händen an und streckte auch meine aus, um mir besser vorstellen zu können, ich wäre er.

Ich wollte Evan und Kevin anrufen, ließ es aber sein. Ich hoffte immer noch, sie würden zuerst anrufen; aber sie ließen es bleiben. Bis — nun, davon später.

Das Telefon klingelte. Ich lief an den Apparat.

„Ja bitte?"

„Hei."

„Hei — äh, Sekunde." Ich nahm das Telefon mit in mein Zimmer und setzte mich mit hämmernder Brust so weit von der Tür entfernt, wie ich nur konnte, auf den Boden. „Hei."

„Wie geht's dir?" Ein Heidenlärm am anderen Ende der Leitung.

„Wie geht's dir selbst? Arbeitest du?"

„Ja. Und was treibst du so?" fragte Al.

„Nichts. Und selbst?"

„Nichts. Ich bin fertig hier." Dann flüsterte er: „Kannst du mich noch verstehen, wenn ich so leise spreche?"

„Ja."

„Du fehlst mir, Baby."

„Nenn' mich nicht Baby."

„Fehl' ich dir denn nicht?"

„Doch." Ich zupfte mir an den Zehen. „Aber du bist ein Wichser."

„Billy..."

„Was?"

„Fang' nicht wieder *so* an — ja?"

Ich nahm meine Tigerfigur in Augenschein. Der neue Anstrich, den ich ihr verpaßt hatte, war gute Arbeit.

Al: „Hast du Lust auf 'ne Pizza?"

„Okay."

„Ich bin gleich da."

„Tschau."

Klick. Mehr war nicht. So entscheiden sich Dinge. Man

selbst entscheidet nichts. Man sagt ohne Überlegung einfach Ja oder Nein, und ich sagte Ja. Okay.

Im *Gold Star* waren wir dann beide ziemlich nervös. Wir erwähnten mit keinem Wort, warum wir uns die ganze Woche nicht angerufen hatten. Er erzählte mir von seiner Arbeit. Sie hatte etwas mit den hiesigen Kandidaten zu tun, die im September zur Vorwahl gelangten. Dabei sprach er mit keiner Silbe davon, daß er etwa gewählter Uncommitted- oder alternierender Humphrey-Abgeordneter wäre und in Kürze seine Reise zum Parteitag in Chicago anträte. Ich äffte Harold nach, wie er sich schielend die Brille putzte oder über die verdammten Parteibonzen jammerte, die nicht Den Kandidaten für Diesen Wahlbezirk aufstellen wollten, und Al fand es ziemlich komisch.

Dann beugte er sich nach vorn. „Also, äh, Billy — “, er rieb mit seinem Daumen über den Tisch, — „„kann ich runter an die Küste kommen und dich besuchen, wenn du dort bist?“

„Ich war sauer. Das hab’ ich nicht wirklich so gemeint. Es ist toll, so als Zufluchtsort.“

Und wer tänzelt in dieser Sekunde händchenhaltend herein? Niemand anderes als Sue und dieser Wichser aus dem Kathy-Team. Er zerrt sie zu uns herüber, obwohl es eher aussah, als wollte sie nicht und verlegen wird, weil ich sie kauend anschaue; er grinst blöde, und sie guckt auf den Tisch oder zu Boden.

„Wer ist denn *der*?“ fragt mich ihr Macker und deutet mit dem Daumen auf Al. „Dein kleiner Schwulifreund vielleicht?“ Dabei kichert er mit dieser hellen Stimme.

„Jimmy, jetzt *komm’*“, sagt sie, während mir die Hitze über den Rücken in Kopf und Ohren schießt.

„Ganz recht“, versetzte ich. „Das ist mein Freund.“ Al war praktisch schon unter den Tisch versunken. Ich hätte nie gedacht, daß jemand mit diesem Teint so rot werden könnte, aber er tat’s und sah mich mit aufgerissenen Augen an.

„Komm’ schon, Jimmy“, wiederholt Sue und zerrt ihn weg, während er noch kichert: „Okay, gönnen wir den zwei süßen Homoboys ihre Ruhe, damit sie sich — “ und blah, blah, blah. Ich inzwischen schaue Al mit diesen spielenden Kiefermuskeln an, wie es Tommy immer tat.

Al sagte: „Bist du wahnsinnig? Warum zum Teufel mußtest du ihnen das auf die Nase binden?! Wir sind hier nicht bei deiner Tante."

Und das gab mir den Rest. Ich ging, ohne mich noch einmal umzusehen, und dachte, er käme mir nach. Aber nichts dergleichen. Während ich aus dem *Gold Star* heimwärts ging, formten sich die Dinge, die mir über Al im Kopf rumschwirrten und aufeinanderprallten, zu einem festen Batzen. Als er damals bei meiner Tante sagte „Das ist ja ein anderer Stern hier", war er geschockt, ja, — aber nicht vor Erleichterung, weil sie so cool blieb, sondern aus Empörung, daß eine mündige Erwachsene das, was wir taten, für normal hielt und dazu ihren Segen gab. Er meinte, andere sollten es verächtlich machen oder doch so tun, als merkten sie nichts.

Ich haßte ihn auf diesem Nachhausespaziergang, weil er so ein Schleimscheißer war. Aber wenn Du's genau wissen willst: Noch mehr haßte ich ihn, weil er mir nicht nachlief. Heute bin ich froh darüber. Glaub' ich. Heute hasse ich ihn nicht mehr. Dafür, glaub' ich, hasse ich die ganze Welt, bis auf ein paar bestimmte Menschen darin.

21

EVAN, Kevin und Al waren übers Wochenende zu uns an die Küste gekommen. Es donnerte, es regnete in Strömen, und alle vier schwammen wir zu der großen Klippe draußen im Wasser. Wir standen gerade in unseren Badehosen auf ihr drauf, da wirbelten direkt über unseren Köpfen ein paar schwarzgraue Wolken zusammen, krachten rumpelnd und brüllend aufeinander und rissen zum Teil auf. Der Himmel über uns wurde gräulich-golden, und noch immer prasselte der Regen ziemlich heftig, heftiger sogar als zuvor.

Durch die Finsternis hörten wir ein Motorboot kommen. Jetzt war die Küste zu sehen, und die Wellen brachen über die Klippe, daß sie uns ab und zu die Füße bedeckten, ohne uns aber etwas anhaben zu können. Immer näher kam das Motorboot, und in ihm drin saßen vier Leute, die eine Art Singsang anstimmten. Dann sah ich vorn Tommy stehen und mit dem 45-Kaliber-Gewehr seines Vaters auf uns anlegen. Ich konnte nicht verstehen, was sie sangen, und weiß auch nicht, wer die anderen drei waren, aber es waren drei Erwachsene. Wir standen alle vier in kameradschaftlicher Umarmung da — Evan Kevin Al Ich, und Evan und Kevin verzogen ihren Überbiß und aus ihren Köpfen wuchsen Antennen — eine aus jedem — mit kleinen Lämpchen obendran, die aufleuchteten und erloschen, aufleuchteten und erloschen.

Tommy war sehr erschrocken und hörte auf zu singen, aber die drei Erwachsenen schrien ihn an und zeigten mit roten, total verzerrten Gesichtern auf uns, bis Tommy wieder seinen Singsang aufnahm und vier Schüsse auf uns abfeuerte. Die Kugeln pfiffen uns um die Ohren, machten aber kehrt und sausten geradewegs zum Boot zurück, wo sie einen zwischen die Augen trafen, daß er tot umfiel.

Das war nicht schon wieder gelogen. Ich habe keine Lügen mehr erzählt, seit ich es Dir versprochen habe. Es war nur so eine Art Traum, der mir kam, als ich eines Tages halbwach neben Kevin in der Sonne lag, denn der ist wirklich hier. Evan nicht, aber Kevin. Evan ist tot. Aber die Klippe im Wasser gibt es.

Mit anderen Worten: Ich bin in diesem Moment — es ist Mitte August — an der Küste und sitze unten auf der glitschigen, grauen, ausgetretenen Holztreppe, die im Zickzack vom Strand zum Haus meiner Tante hinaufführt. Ringsherum, auch auf mir z.B., tollen die Hunde. Ich habe diese Woche sechs Tage gearbeitet. Heute habe ich frei. Mein Job macht mir ziemlich viel Spaß. Sogar gerettet hab' ich schon wen, einen alten Mann, der einen Krampf kriegte und der mir und den zwei anderen Rettungsschwimmern seither immer tütenweise Obst mitbringt. Hauptsächlich Pfirsiche und Äpfel, aber auch Sorten, die ich noch nie gegessen hab', z.B. Mangos und eine andere — der Name fällt mir jetzt nicht ein. Die beiden anderen sind Jungs in meinem Alter und könnten gut und gerne zwei von den Surfern sein, die wir damals sahen, denn sie haben Surfbretter und nasse Badehosen und bringen mir Surfen bei, was mir sehr viel Spaß macht. Oft hänge ich eigentlich nicht mit ihnen herum. Überhaupt tue ich kaum was außer aufpassen und surfen. Sie halten mich wahrscheinlich für sehr zugeknöpft. Kevin ist hier, aber nicht Evan. Evan ist tot. Kevin ist der mit dem abgebrochenen Zahn. Manchmal helfe ich kleinen Kindern beim Sandburgenbauen und so, obwohl ich das während der Dienstzeit ja eigentlich nicht soll. Ich darf auf einem dieser weißen hölzernen Wachttürme sitzen, habe diese orangenen Boxershorts mit dem Schriftzug SEA BRIGHT 27, eine Trillerpfeife um den Hals und alles. Ich sehe echt cool aus. Dauernd flirten die tollsten Mädchen und auch ein paar niedliche Jungs mit mir, aber ich spreche mit ihnen kaum ein Wort. Ich bin nicht unfreundlich oder was, ich meine, reden tu' ich schon mit ihnen, aber ich flirte eben nicht zurück.

Meine Mutter ruft einmal die Woche an. Wir haben uns nicht viel zu sagen. Ich erzähle ihr ein paar Rettungsschwimmer-Stories, und anschließend spricht sie mit meiner Tante. Ich glaube, es geht über mich. Auch mit Emo telefoniere ich, viel öfter, als ich sie je persönlich gesehen hab'. Ich habe ihr alles von Al erzählt und war überhaupt nicht nervös oder was, wie sie wohl reagieren würde. Ich habe mich nicht getäuscht. Sie fand das ganze *sehr sexy* — das sind ihre Worte — und wollte alles haarklein wissen. Jetzt sagt sie immer *Scharfer Typ* zu mir.

Sobald ich an Al denke, und das ist ziemlich oft, brennt es in mir bis rauf auf die Brust und ganz tief hinunter, und ich speie Rauchwolken. Er wohnt jetzt in Chicago. Diese Woche geht der Parteitag mit all diesen Debatten über Gewalt und sowas los. Al hat mich gerade angerufen. Seit dem letzten Mal im *Gold Star* hatten wir kein Wort mehr miteinander gesprochen. Er sagt, außer im Kongreßsaal würde er seinen HHH-Button nirgendwo tragen. Wenn alles vorbei ist, wollte er mich besuchen kommen, aber ich habe Nein gesagt. Kevin ist hier. Evan ist tot. Evan wurde erstochen, eines Nachts in der U-Bahn. Kevin bekam einen Messerstich ab, als er ihm helfen wollte. Jetzt verbringt er die Zeit hier bei mir. Kevin. Er trägt seinen Arm in einer Schlinge. Er tut kaum was als unter einem Sonnenschirm auf seiner Liege am Strand zu sitzen, aufs Meer hinaus zu schauen, es zu betrachten, es zu studieren, und dabei fließt ihm immer ein ständiger, stiller Tränenstrom über sein Gesicht. So wie in diesem Moment. Ich weiß nicht, was ich mit ihm reden soll. Ich sitze im Sand neben ihm, halte ihn oft an der Hand, und auch er hält meine ganz fest. Manchmal weint er so, daß ich ebenfalls weinen muß. Er steht immer noch unter Schock. Meine Tante glaubt, ich stünde auch unter Schock, und sagt, ich sollte zum Arzt gehen. Ich versuche mir immer wieder vorzustellen, was in Kevin vorgeht, aber ich kann es nicht. Ich weiß nicht, wie er das aushält. Er hat zwar keine Ahnung, was er im Herbst tun soll, aber auf die Hogan zurück geht er genauso wenig wie ich, obwohl ich auch hier nichts mit mir anzufangen weiß. Zweimal die Woche kommt sein Vater zu Besuch und schleppt ihn zum Psychiater, aber ich glaube nicht, daß das irgendwas nützt. Sein Vater fragt ihn ewig, ob er nicht nach

Hause will, aber Kevin sagt immer Nein. Ich bin dann jedesmal sehr erleichtert, als hinge mein Leben daran. Ich habe ihm eine neue Badehose gekauft, die er seitdem nie mehr auszieht.

Ich glaube, ich hasse die ganze Welt, bis auf ein paar bestimmte Menschen darin.

Die Sonne steht auf Fünf — die Zeit, wo die Farben am Strand aufglühen und der Himmel, wenn man mit dem Rücken zur Sonne vorm Wasser steht, klar wird, hell blaugrau gespült wie Kevins Augen. Er hat gerade den grün-orange-gestreiften Schirm näher an die Brandung verpflanzt, vom trockenen Sand in den nasseren, wo eben das letzte Muschelwrack liegengeblieben ist und immer mal eine lahme, aus dem letzten Loch pfeifende Welle den schwächlichen Versuch macht, nach Kevins Füßen zu greifen. Ein paar Wolken segeln im Bogen über den Himmel, und draußen vor der Küste strebt ein kleines Fischerboot nordwärts, vermutlich der Hudson-Mündung zu, Richtung Manhattan vielleicht.

BRUNO GMÜNDER
Romane

Das flammende Schwert
von Jutta Ahrens

320 Seiten kartoniert, DM 29,80. ISBN 3-86187-085-1

Blutrünstige Raubzüge kennzeichen das Leben der Schwarzen Wölfe, deren Anführer der grausame und machthungrige Midian ist. Nur der Hebräer Joram vermag es, seinen Freund Midian in betörenden Liebesnächten zu zähmen. Als jedoch der junge und anmutige Grieche Amynander, der in den Diensten des babylonischen Königs steht und dem Treiben der Räuberbande ein Ende setzen soll, Midian gegenübersteht, ist es um beide Männer geschehen. Ein nervenaufreibendes Katz-und-Maus-Spiel beginnt...
Jutta Ahrens (»Der König von Assur« erzählt einen mitreißenden Roman voller Spannung und Mystik, der biblische Zeiten farbenprächtig aufleben läßt.

Unbezähmbar
von Dante Bertini

192 Seiten kartoniert, DM 24,80. ISBN 3-86187-084-3

Eine schwungvolle Geschichte mit schrillen Figuren, in deren Mittelpunkt unbezähmbares Verlangen steht: der schwule Enrique, der keinen Gefallen an Sex mit schwulen Männern findet. Juan Antonio, der bisexuelle Knastbruder, der sich zu einem begehrten Pornostar mausert, oder Paco, der eine Schwulenkneipe besitzt und nebenher in der Pornofilmbranche mitmischt. Sie und einige andere sind sexuell miteinander verstrickt und haben etwas mit dem Toten zu tun, der in einer fremden Wohnung unter einem Bett liegt...

BRUNO GMÜNDER
Romane

FAG HAG – EINE FREUNDIN ZUM FÜRCHTEN
von Robert Rodi

300 Seiten kartoniert, DM 29,80. ISBN 3-86187-068-1

Nathalie ist eine jener jungen Frauen, die man oft im Schlepptau von Schwulen antrifft. In ihrem Fall ist es der atemberaubend gutaussehende Peter, mit dem sie Nacht für Nacht durch die Chicagoer Szene zieht. Obwohl der dreißigjährige Peter noch auf der Suche nach seinem Traumprinzen ist, hegt Nathalie keine Zweiwel daran, daß er sich doch noch in sie verlieben wird. Bis es soweit ist, wendet sie alle nur erdenklichen Tücken und Intrigen an, um Peters Eroberungen auszuschalten...
Robert Rodi ist ein herrlich amüsanter Roman gelungen, der Sie nicht aus dem Lachen bringen wird.

DRAG QUEEN – GEMISCHTES DOPPEL
von Robert Rodi

264 Seiten kartoniert, DM 24,80. ISBN 3-86187-076-2

Für Mitchell Sayer, Chikagoer Notar und dröger, schwuler Single mit einem Hang zu Designer-Couture, gerät die Welt aus den Fugen. Erst teilt ihm seine Mutter mit, daß er adoptiert wurde und einen Zwillingsbruder hat, und als er schließlich den verschollenen Bruder Donald ausfindig macht, muß er schockiert feststellen, daß dieser die Hauptattraktion eines Travestie-Clubs ist und sich Kitten nennt. Mitchell wittert eine Lebensaufgabe: seinen Zwillingsbruder in einen normalen Schwulen umzupolen. Doch Kitten alias Donald hat auch mit Donald etwas vor. Der Kampf Federboa versus Hermès-Krawatte beginnt.

BRUNO GMÜNDER
Loverboys

Loverboys 1: Anonym: Collegeboys auf Abwegen
176 Seiten, kartoniert, DM 22,00, ISBN 3-86187-019-3
Erotische Abenteuer junger Collegeboys, die nur Sex im Kopf haben.

Loverboys 2: Anonym: Sexplosiv
160 Seiten, kartoniert, DM 22,00, ISBN 3-86187-032-0
15 Autoren erzählen von knisternden Begegnungen.

Loverboys 3: Anonym: Ein hemmungsloses Team
160 Seiten, kartoniert, DM 22,00, ISBN 3-86187-033-9
Mike ist 18 und hat nur zwei Dinge im Kopf, als er sich der Sportmannschaft im College anschließt.

Loverboys 4: Anonym: Muskelspiele
176 Seiten, kartoniert, DM 22,00, ISBN 3-86187-034-7
Stories über das, was Muskelmänner in Fitneßstudios wirklich treiben.

Loverboys 5: Derek Adams: Brodelnde Begierde
176 Seiten, kartoniert, DM 22,00, ISBN 3-86187-035-5
Phantasie und Sinnlichkeit würzen Derek Adams' Kurzgeschichten.

Loverboys 6: John Preston: Rituale der Macht
208 Seiten, kartoniert, DM 22,00, ISBN 3-86187-036-3
Ein Klassiker der SM-Literatur, der als »Mr. Benson« Furore machte.

Loverboys 7: Bob Vickery: Treibjagd
176 Seiten, kartoniert, DM 22,00, ISBN 3-86187-037-1
12 Kurzgeschichten, die auch Ihren Jagdinstinkt wecken werden.

Loverboys 8: Derek Adams: Heimtückische Verführung
176 Seiten, kartoniert, DM 22,00, ISBN 3-86187-038-X
Miles Diamond ist ein lausiger Privatdetektiv. Vielleicht, weil er seine Sexabenteuer wichtiger nimmt als seinen Job.

Loverboys 9: David Laurents: Auf Hochtouren
176 Seiten, kartoniert, DM 22,00, ISBN 3-86187-035-5

Loverboys 10: Larry Townsend: Heisse Fälle für Sherlock Holmes
176 Seiten, kartoniert, DM 22,00, ISBN 3-86187-035-5
Sherlock Holmes und John Watson in Wirklichkeit verband, ist hier zum ersten Mal verbrieft. Spannende Lektüre mit viel Erotik.